脳からストレスを消す技術

有田秀穂

SB
サンマーク文庫

はじめに

「ストレス」というどこか得体の知れないものに対して、私たちは今まで重大な思い違いをしていました。それは、

ストレスに勝とうとしていた

ということです。

しかし、私たちはストレスに勝とうと思ってはいけません。

なぜなら、人はストレスには勝てないようにできているからです。

そしてもう一つ、最近「ストレスフリー」という言葉をよく聞きますが、これも目指してはいけません。

なぜなら、ストレスは決してなくならないからです。

決して得られないものを望んでしまうと、かえってストレスは増えてしまいます。

冒頭から厳しいことを申し上げましたが、これは事実です。

仏教をひらいたお釈迦《しゃか》さまは、六年という歳月をかけてあらゆる苦行を経験し、ストレスに打ち勝とうとしました。しかし、それでもストレスに勝つことはできなかったのです。

では、私たちは日々迫りくるストレスに対して、どうすればいいのでしょうか。

その答えは、実は非常にシンプルなものでした。

ストレスを「消せ」ばいいのです。

「ストレスはなくならないと言ったじゃないか」。そう思われた方も多いことでしょう。確かに、ストレス自体は決してなくならないし、ストレスに勝つことはできません。ストレスが大きくなれば、人間の生命をも脅かすとても危険な存在になります。

しかし、ストレス自体はなくせずとも、**ストレスによって受ける「苦しみ」はいくらでも消せる**のです。

本当の意味で「ストレスに強い人」というのは、ストレスを打ち負かしていく人ではありません。襲い来るストレスを上手に受け流し、自分にとって適度なストレスにコントロールできる人のことなのです。

重要なのは、その方法を知っているかどうか、それだけです。

本書はまさに、その方法をご紹介するものです。

ストレスには「痛み」や「寒さ」といった身体的ストレスと、「つらさ」や「悲しみ」といった精神的ストレスの二種類があります。

これまでのストレス研究では、このうち身体的ストレスに関するメカニズムしか明らかにされていませんでした。つまり、心のストレスは確かにあるのに、どうやって生じるのかも、どうやったら治るのかもわかっていなかったのです。

だから、今でも多くの人がうつ病などの精神的な病に苦しんでいるのでしょう。

私たちがストレスに対してこれまで何もできなかったのは、精神的ストレスを「心のストレス」ととらえてしまったことによって、原因も症状も曖昧《あいまい》なままにしていたからだと思います。

しかし、脳科学はその精神的ストレスがどうして発生するのかを、ついに突き止めたのです。これがとても大きな発見だったことは言うまでもありません。

心のストレスの正体は、「脳が神経伝達物質を通して感じるストレス」です。

そして、脳がストレスを感じるということは、そこにはストレスを伝達する物質があり、それを抑制する機能も確かにあるということです。

私はこのことをみなさんに知っていただくために、心のストレスのことを**「脳ストレス」**と呼んでいます。

そして私たち人間の脳には、脳ストレスをコントロールするための機能がちゃんと備わっているのです。その機能は、本来ならば、人間が社会生活を送る中で、人とのコミュニケーションを大切にしながら規則正しい生活を送っていれば、自然と働くようになっていました。

ところが近年、不規則な生活や、核家族化、パソコンや携帯電話の普及などによって、社会生活そのものが大きく変化してしまいました。そのため、この大切な機能がうまく働かない人が増え、ちょっとした「心のケガ」として表れているのです。最近、うつ病やキレる人が増えてきているのも、まさにこのことが原因です。

脳ストレスをコントロールするための機能は二つあります。

一つは、**ストレスを受け流す体質をつくる機能です。これは「セロトニン神経」を活性化させることで高まります。**

もう一つは、**溜《た》まってしまったストレスを一気に解消する機能です。これは「涙」を流すことでスイッチが入ります。**

この二つの機能が備わっているのは、最も人間らしい脳といわれる前頭前野の内側部です。この場所は、別名「共感脳」といわれ、社会性や他者への共感を育《はぐく》む場所でもあります。ストレスをコントロールする機能は、そうした最も人間らしい脳に備わっているのです。

人間はひとりでは生きていけない、社会的な生き物です。

ところが、社会生活は、人間に喜びをもたらすと同時にストレスももたらします。

そこで私たちの脳は、この社会生活の必要性とストレスの発生という問題を解決するために、進化の過程で、共感脳の中にストレスをコントロールする機能をつくり上げてきたのです。そうすることによって、人間が人間らしい生活や行為をすればするほど、共感脳が活性化し、同時にストレスを上手にコントロールできるようになるからです。

ですから、ストレスをコントロールし、消すことは、決して難しいことでも、特別なことでもありません。

誰だって自分の脳を変えられるのです。

今までの生活習慣を少しだけ変えて、人間が最も人間らしい生活をする――それだけで共感脳にある「二つの機能」は間違いなく高まります。

本書を手に取ったその日から、少しだけ生活を変えてみてください。

あなたを苦しめるそのストレスが、確実に「消えて」いくことをここにお約束いたします。

脳からストレスを消す技術　もくじ

第1章 ストレスはすべて「脳」が感じている

第2章

人生の質を決定づける「三つの脳」

第3章 一日五分でできるセロトニントレーニング

第4章 どうして涙を流すとスッキリするのか

第5章 最大の癒しは共感脳が与えてくれる

第1章 ストレスはすべて「脳」が感じている

成功への第一歩はストレスに「負ける」こと

私たちは、日々さまざまなストレスを感じながら生活しています。

言い換えれば、生きている限り、ストレスをなくすことはできません。

サラリーマンもフリーターも、主婦も学生も、お年寄りも、みんなそれぞれの生活の中でストレスを感じています。これに例外はありません。

ストレスというと、私たちはすぐに仕事のプレッシャーや人間関係のトラブルなど精神的なものをイメージしがちですが、**痛みや痒《かゆ》み、寝不足や疲労、空腹やのどの渇き、暑さや寒さなどもストレスです。**

私たちの脳は、心身が不快に感じることはすべて、「ストレス」と認識するのです。

つまり、毎日仕事が忙しい人や悩みを抱えている人はもちろん、ストレスとは無縁のようなお気楽な人も、誰もが羨《うらや》むような幸せで満ち足りた生活を送っている人も、**人はみな生きているだけで、何らかのストレスを感じている**ということです。

では、なくすことができないこのストレスと、私たちはどのようにつきあっていけばいいのでしょう。

この問題に、世界で最初に取り組んだのが、仏教の開祖であるお釈迦《しやか》さまでした。

お釈迦さまは、生きることは「苦」だと言って、悟りをひらきました。

この「苦」を文字通り「苦しみ」と解釈してしまうと、人生が苦しいだけのものに思えて厭世《えんせい》的な気分になってしまいますが、「苦」とは、「ストレス」のことだと考えれば、納得がいきます。

人生は「苦＝ストレス」だと知ったお釈迦さまは、出家してさまざまな苦行を行っています。そして六年後、苦行で人は救われないとして苦行をやめ、菩提樹《ぼだいじゆ》の木の下で静かに座禅をし、悟りに至ります。

でも、お釈迦さまはなぜ六年も苦行をしたのでしょう。

私は、この六年間、お釈迦さまはストレスと徹底的に戦ったのではないかと思っています。自分の体を使った壮大な「ストレス実験」です。

おそらく、自分の肉体を徹底的にいじめ抜くことで、人間に秘められたストレスを克服する力のようなものが発動するのではないか――少なくとも、何度も何度も想像を絶するようなストレスを味わうことで、ストレスに対する「免疫」をつけようと考えたのだと思います。

でも、残念ながら、結果は完敗でした。人間にそんな力はなかったのです。どんなに頑張っても、人はストレスに打ち勝つことはできない。これが六年間苦行を積んだお釈迦さまの結論だったのです。

ただ、お釈迦さまのすばらしいところは、それだけでは決して終わらなかったことです。

実はこのとき、お釈迦さまはもう一つ、とても大切なことを悟ります。

それは、**どんな「苦＝ストレス」も永遠には続かないということでした。**仏教でいう「諸行無常」ですね。すべてのものは変化し変わらぬものは何もない、というのは、ストレスにも当てはまるのです。

たとえば、タンスの角に足の小指を引っかけたとき、その瞬間はとても激しい痛みを感じます。でも、その痛みは一瞬のもので、時間の経過とともに少しずつ軽減され、やがて消えていきます。

いずれ消えてしまうものなら、無理にそれと戦うのではなく、ストレスにじっと寄り添って消えるのを待とう。これがお釈迦さまの到達した境地でした。

ずいぶん消極的だと思うかもしれませんが、これが六年間もストレスに真正面から向き合った結論なのですから、私たちは真摯《しんし》に受け止めなければなりません。

ストレスを受けたときに、しっかりと対応できる人と押しつぶされてしまう人がいますが、その最も大きな違いは、「ストレスには勝てない」と気づくこと、たったそれだけなのです。そして、それに気づいた人こそ、ストレスを「受け流す」ことのできる人となるのです。

海底三〇〇メートルでのストレス体験

みなさんは水深三〇〇メートルの海底に潜ったことはありますか?

おそらくほとんどの人は想像すらできないと思います。私がこれを経験したのは大学生の頃でした。スキューバダイビングをしていた私は、当時、とある研究の一環としてテストダイバーの役をかって出たのです。**模擬実験とはいえ、内容は海底三〇〇メートルの場所で三週間過ごすというもの。**そしてこの体験が、私にとって、大きな転機となったのです……。

生きていくことは「苦=ストレス」であり、ストレスに対してはただそれが消えるまでじっと寄り添って消えるのを待つことしかできません。

厳しい現実ですが、この現実を受け入れないと、ストレスとの上手なつきあいは始まらないと私は思います。

これは、何も私がお釈迦さまのことだけから判断しているわけではありません。実は、私自身も、ストレスに押しつぶされるような日々を経験して気づいたことでした。その中でも、海底三〇〇メートルで過ごした三週間は、今も忘れられません。

三週間といっても実際に海底にいたのは一週間で、海底まで行くのに一日、そして海底から地上に戻るまでに二週間かかります。これは地上まで一気に戻ってしまうと、水圧の違いから「潜水病」になってしまうからです。

海底の暮らしは一週間とはいえ、想像していたよりもずっと過酷で、とても人が住めるような環境ではありませんでした。室温が一度上がるだけで汗がびっしょりになり、室温が一度下がるだけで今度は震えるほど寒くなるのです。

食事は地上で料理したものを「圧縮」してタンクから運ばれましたが、何を食べても「歯にくっつくような感じ」がして、とても食べた気持ちにはなれません。吸っている空気も地上のものとは明らかに異なっているため、少なからず、確実に、ストレスは溜《た》まっていきました。

一週間がたち、二週間、三週間と、本当に長い時間が過ぎ、ようやく地上に出たときには、心身は疲弊しきって鼻血が出ていることにも気づかない始末……。海底に潜ったときには、「人間は海底というストレスフルな環境にも住めるかもしれない」という可能性を信じていたのですが、そんな思いはすぐに消え去りました。

そして、「人間は人間でしかない。ストレスには勝てないし、いくらストレスを経験しても、免疫力がつくわけでもない」ということを痛感したのです。

その経験があるからこそ、今はストレスを受け流して生きているように思います。

みなさんの中には「ストレスには勝てない」という現実を実感できない人もいるかもしれません。**しかし、わざわざストレスに立ち向かうことは、決しておすすめいたしません。負けるだけです。**

私は四十年近くたった今でも、あのときのことを思い出してしまいますが、そのたびごとに思うのは、「死ななくてよかった……」、ただそれだけです。

どうしてラットは抵抗せずに、死を選ぶのか

先ほど、ストレスはやがて消えると言いましたが、現実には、身近な人との人間関係や職場のストレス、病気による痛みなど、なかなか消えてくれないストレスもたくさんあります。

もし、ストレスが長く続いたら、生き物はどうなってしまうのでしょう。

二十世紀の初頭、この問題に取り組んだハンス・セリエというカナダの免疫学者がいます。彼はラットを使った実験で、さまざまなストレスが生き物にどのような反応を引き起こすのか検証しました。

彼がこの実験を行ったのは、まだ「ストレス」という言葉が認知される以前のことでした。実はストレスという言葉は、セリエの提唱した「ストレス学説」によって初めて認知されるようになったものなのです。

彼はもともとホルモンの研究をしていたのですが、その中で、生物が刺激の種

類を問わず、不快な刺激を受け続けると、ある共通のホルモンを出すことを発見しました。実は、このホルモンこそ、現在「ストレスホルモン」といわれているものなのです。

ストレスを感じると、生体はストレスホルモンを出します。

では、ストレスが繰り返され（あるいは長時間続き）、ストレスホルモンがずっと出続けたら、その生き物はどうなってしまうのでしょう。

セリエはラットにさまざまなストレスを加え続けることで、それを調べたのです。

①雪の降る寒い冬の夜に、ラットを入れたゲージを屋上に置きっぱなしにする。
②一定の間隔でラットに電気刺激を与え続ける。
③ラットを強制的に泳がせ続ける。
④板にラットを磔《はりつけ》にしておく。

結果はどれも同じでした。

ラットは死んでしまうのです。

ストレスが与えられた当初は、どの実験でもラットは激しく抵抗します。何とかしてストレス状態から脱しようとするのです。しかし、どんなに抵抗してももがいても、ストレス状態から脱することができないとわかると、ラットはやがて何もしなくなります。何もせずに、ただじっとストレスに耐えるのです。

強制的にラットを泳がせ続ける実験では、最初ラットは出口を求めて必死に泳ぎます。ときには水の中に潜ってまで出口を探します。でも、しばらくすると泳ぐのをやめ、エネルギーの消耗を防ぐため、じっと動かなくなります。そうして、状況が好転し、逃げられるようになるのをじっと待ち続けるのです。

もちろん、この状態でもストレスから解放されれば助かりますが、ストレスが続けば、やがて死に至ります。

調べてみると、ストレスが加わってから死に至るまでの間に、実験の種類にかかわらず、すべてのラット体に、「胃潰瘍《かいよう》」「胸腺《きょうせん》・リンパ腺の萎縮《いしゅく》による免疫

力の低下」「副腎皮質の肥大」というまったく同じ三つの反応が生じていたことがわかりました。これが後に「セリエのストレス三兆候」としてまとめられる、生体がストレスを受けたときに生じるストレス反応です。

この三兆候は、人間においてもまったく同じことが起きることがわかっています。

よくストレスで胃潰瘍になるといわれますが、ストレスが続けばどんな健康的な人でもそうなるのです。

心と体では、ストレスの「経路」が違う?

セリエの実験によって、ストレス状態が長期間続くと、生体はやがて死んでしまうことがわかりました。

そしてその際、「胃潰瘍」「胸腺・リンパ腺の萎縮による免疫力の低下」「副腎皮質の肥大」といった、さまざまなダメージを身体にもたらすこともわかりました。

では、なぜストレス状態が続くと、副腎皮質が膨れてストレスホルモンが出るのでしょう。

調べていくと、脳の下垂体というところから、ACTHという副腎皮質を刺激するホルモンが出ていることがわかりました。では、なぜ下垂体がそうしたホルモンを出すのでしょうか——、というように身体の中で起きる反応を遡《さかのぼ》って調べていくことで、ストレスによって身体が病気になっていくメカニズムが次第に明らかになっていきました。

今では身体的ストレスが加わったとき、身体の中のどこでどのような反応が起き、最終的にどういった病気になるのかという「ストレス経路」がわかっています。これにより、**今までは曖昧《あいまい》だったストレスと病気の関係が明らかになりました**。ここではそのきっかけとなった「ストレス経路」について簡単にご紹介したいと思います。

身体が最も強く反応する身体的なストレスは「痛み」です。

痛みは「情報」として、身体の中に張りめぐらされた神経を通って、まず脳の視床、そこから、大脳皮質あるいは大脳辺縁系を介して、ストレス中枢である視床下部・室傍核に行きます。

情報を受け取った室傍核は、CRHという副腎皮質刺激ホルモン放出ホルモンを出します。ちょっとややこしい名称ですが、「副腎皮質を刺激するホルモン」を出せと命令するホルモンを出すということです。

このホルモンが下垂体を刺激し、ACTHという副腎皮質刺激ホルモンを出します。そして、このホルモンが副腎皮質を刺激することによって、副腎皮質の肥大とストレスホルモン「コルチゾール」の分泌が起きるのです。

この副腎皮質ホルモン「コルチゾール」の大量分泌が、高血圧や糖尿病を引き起こし、病気をつくり出していくのです。

一方で、副腎皮質ホルモンというのは、薬にも用いられる物質です。

図 1-1　二種類のストレス経路図

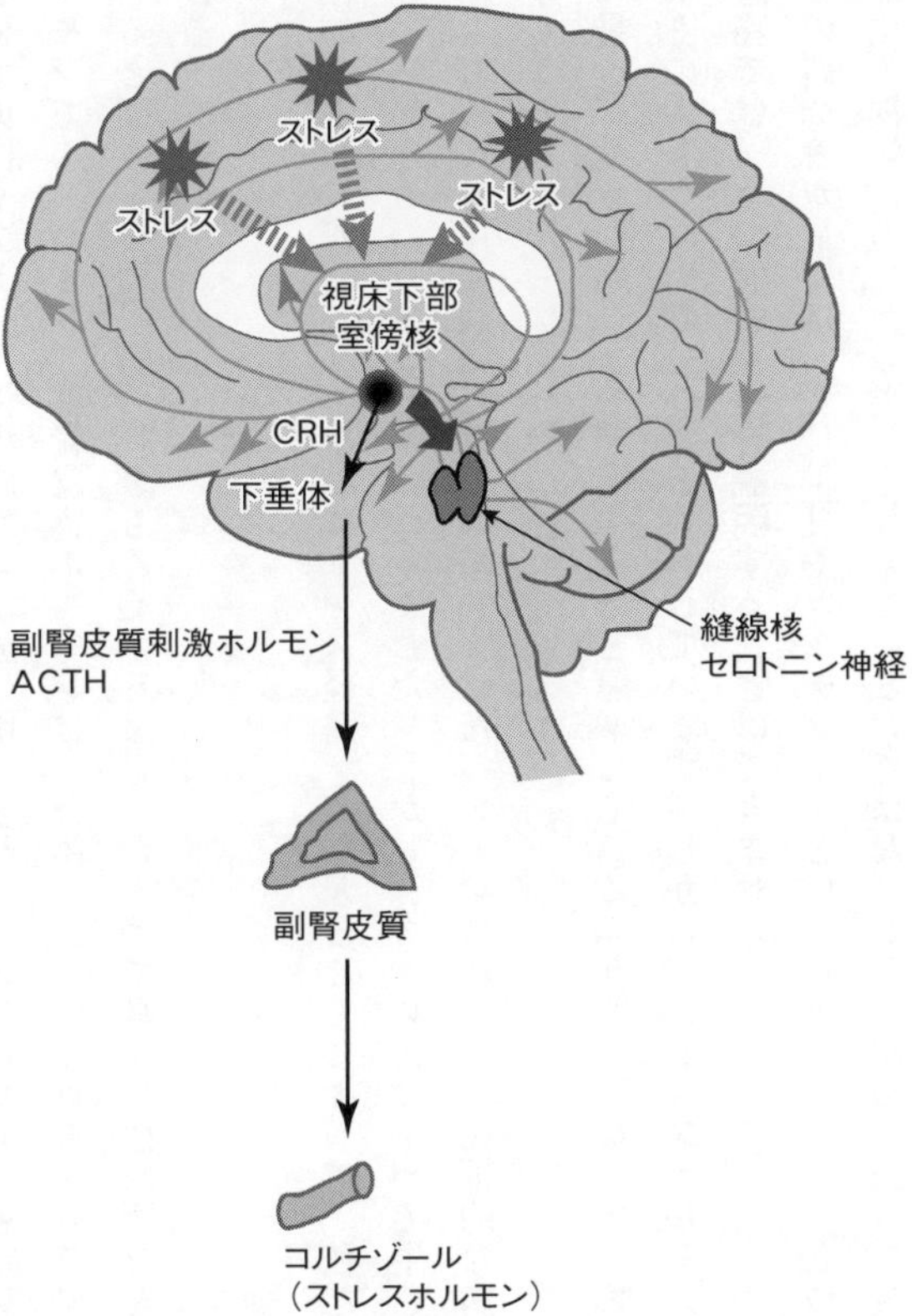

皮膚科で火傷《やけど》やアトピー性皮膚炎の治療に用いられる「ステロイド」も副腎皮質ホルモンです。つまり、副腎皮質ホルモンは、身体には必要な物質なのですが、出すぎると高血圧や糖尿病、骨をもろくするなど、かえって身体に悪影響を及ぼしてしまうのです。

身体的ストレスが、こうした「ストレス経路」をたどることによって、私たちの身体に病気をもたらすことがわかりました。しかし、ストレスによって生じるのは、もちろん身体の病気だけではありません、ストレスによって精神的な病気が起きることも私たちは経験的に知っています。

特に最近、社会問題にまで発展するほど急増している「うつ病」などは、ストレスがその大きな原因の一つだといわれています。しかし、**ストレスホルモンが出る経路では、うつ病の発生を説明することはできません。**

多くの研究者が最初は、ＡＣＴＨやコルチゾールといったホルモンが、うつ病に関係する神経に何らかの影響を与えているのではないかと予測して調べを続けていたのですが、いくら調べても、この予測を裏付けるデータは出てきませんでした。

いったい、ストレスはどのような経路をたどって、うつ病を引き起こしているのでしょう。

これは近年になってわかってきたことですが、実はストレスが精神に影響を与える経路は、身体への影響経路とはまったく別にあったのです。

スタートが脳の中の視床下部であることは同じですが、精神への経路はそこから下垂体へは行かず、直接脳の中の脳幹部分、具体的に言えば「縫線核」という部分に影響を与えていたのです。

つまりストレス経路には、視床下部から下垂体へ行く「身体的ストレス経路」と、視床下部から脳幹・縫線核へ行く「精神的ストレス経路」という二つのストレス経路があったのです。

脳幹というのは、脳の中でも最も深い部分に位置し、人間の生命維持にかかわる働きを担っている部分です。その脳幹のほぼ真ん中に位置する縫線核は、うつ病やパニック障害など、精神的な病気と深いかかわりを持つ「セロトニン」という神経伝達物質を出すセロトニン神経のある場所です。

視床下部から縫線核にストレス情報が伝わることによって、セロトニン神経の働きが阻害されます。そしてうつ病やパニック障害といった精神的な病気が生じていたことがわかったのです。

セロトニン神経というのは、セロトニンという物質を使って情報を伝達している神経ということです。

詳しくは第3章でご説明しますが、**これこそがストレスに立ち向かうための「特効薬」なのです。**ここではセロトニン神経の働きが弱くなると、精神的な病気を引き起こしてしまう、ということだけ覚えておいてください。

ここで注目すべき点は、**精神的ストレスの正体は、「神経伝達物質を通して脳が感じるストレス」だったということです。**精神的ストレスの経路がわかったこ

図 1-2　ストレスが病気を引き起こす流れ

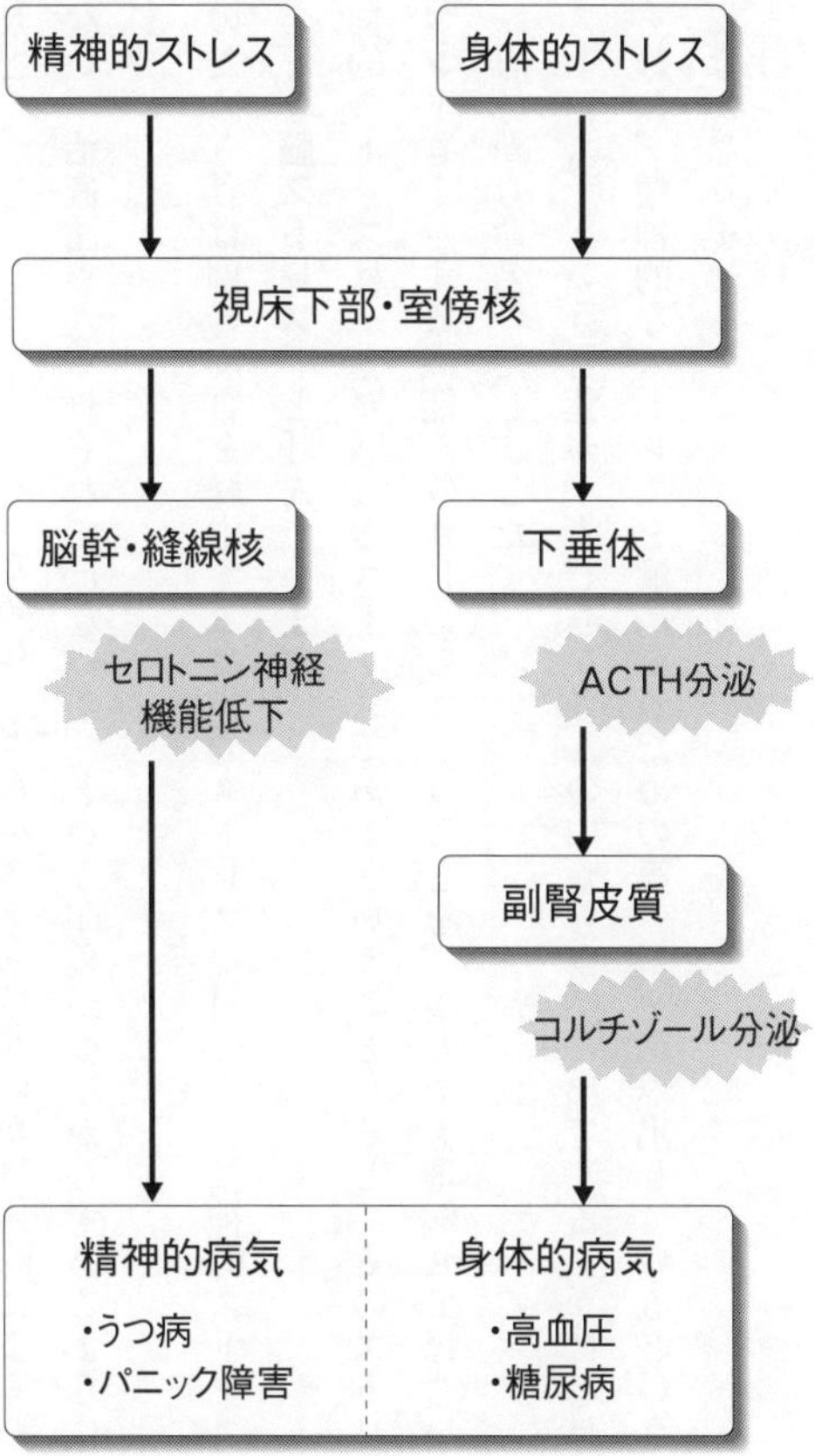

とにより、そのストレスを抑制するための機能もわかってきたのです。それでも「精神的ストレス」という名称のために、どんなストレスなのか具体的によくわからない、治療法も人それぞれではないか、という印象が少なからずあるように思います。

そのため、私は副腎皮質を経由する身体的ストレスに対して、精神的ストレスのことを**「脳ストレス」**と呼んでいます。

精神的ストレスは、脳が感じるストレスであるということ、そしてそのストレスをコントロールする機能が確かにあるということを、少しでも理解してほしいという思いから命名いたしました。

「脳ストレス」という言葉が、もしみなさんの口から自然に出てくるようになれば、それは、精神的なストレスを解消するための第一歩を踏み出しているということにほかなりません。

動物だって「うつ」になる！

身体的ストレスについてはお話ししましたが、もう一つのストレス、**「脳ストレス（精神的ストレス）」**に対しては、私たちの身体はいったいどのような反応をするのでしょうか。

実は、脳ストレスに対しても、生体は、身体的ストレスとまったく同じ影響を受けることがわかっています。つまり、身体的ストレスでいうところの「高血圧」や「糖尿病」といった症状が表れるのです。

このことがわかったのも、セリエによるラットの実験のおかげでした。

よく精神的なストレスは、人間だけが感じるもののようにいわれていますが、それは違います。ラットのような小動物も、精神的なストレスは感じているのです。

それは、次のような実験によって立証されました。

まず二匹のラットをそれぞれ別々のゲージに入れ、ゲージを並べた状態で、片方のラットだけに電気刺激という身体的ストレスを与えます。

つまり、身体的ストレスを与えられるのは、一方のラットだけで、もう一方のラットは、身体的刺激は何も受けません。

でも、すぐ隣のゲージでは、電気刺激を受けているラットが悲鳴を上げ、脱糞《だっぷん》するという大変な状態を繰り広げています。もう一方のラットは、それをずっと見せられ、悲鳴を聞かされ、漏らした糞尿の臭いを嗅《か》がされ続けるのです。

人間だったら、これは耐えられない精神的ストレスです。

それは、ラットも同じでした。

つまり、**何も身体的刺激を受けていなくても、そうした環境に置かれただけで、ラットは実際に身体的ストレスを加えられたときとまったく同じように、ストレス経路が動き出していたのです。**

ただし、この実験でわかったのは、動物も精神的ストレスを感じ、それによって身体的ストレスを感じたときと同じように病気になり、ひどいときには死に至ることもあるということだけです。

精神的ストレス回路については、脳の働きを調べることによって最近わかってきたことなので、脳の構造の違う動物を使った実験では、きちんと証明することはできないのです。

それに、一言で精神的ストレスと言っても、人間の場合は、ラットのような動物にも感じられるもののほかに、「脳を発達させた人間だからこそ感じるストレス」というものもあるので簡単には証明できないのです。

ただ、身体的、精神的、いずれのストレスでも、それが肉体的、精神的病気の引き金になっている——、このことは疑いようのない事実なのです。

人間の二大ストレスは「依存症」と「逆恨み」

脳を発達させた「人間だからこそ」感じるストレスがあるとお話ししました。

ではは人間ならではのストレスとは、いったいどのようなものがあるのでしょうか。

私は、特徴的なものとして次の二つがあると考えています。

①快が得られなくなることによって生じるストレス

②自分が相手のためにと思ってしていることが、正当に評価されないことによって生じるストレス

まず一つ目の「快が得られなくなるストレス」ですが、これは人間にとってよくあるストレスであり、かつ、とても大きなストレスです。

たとえば、パチンコで大当たりして玉がたくさん出るのは、気持ちのいいものです。つまり、「快」ですね。

ところが、どんな大当たりでも玉が永遠に出続けることはありません。いずれ玉は出なくなります。すると、それまで大きな快を得ていただけに、玉が出ないことが「不快」つまり「ストレス」になってしまうのです。

思い出してください。

お釈迦さまは、ストレスは永遠に続かないと「無常」を説きました。しかし、それは同時に「快」も永遠には続かないということでもあるのです。ストレスの場合は、なくなれば楽になるのでまだいいのですが、快の場合は、なくなるとそれが「ストレス（不快）」になってしまいます。

アルコールという「快」を得すぎたために、アルコールがないとイライラしてしまう人――。そのストレスの大きさは計り知れません。性や暴力の快に没頭する人もいれば、インターネットやゲーム、買い物に没頭する人もよく耳にします。

これが厄介なのです。

なぜ厄介かというと、**失った快を求める気持ちが強くなりすぎると、「依存症」という病気になってしまうからです。**

失った快に執着しすぎ、心のコントロールが効かなくなった状態、それが「依存症」です。そして、これは誰もがなりうることなのです。

どうしてほめてくれないの……？

もう一つの「自分が相手のためにと思ってしていることが、正当に評価されないことによって生じるストレス」もなかなか厄介なストレスです。

なぜなら、これは自分一人では解決するのが難しいストレスだからです。

しかも、程度の差こそあれ、このストレスはほとんどの人が経験しているものです。

たとえば、毎日家族のことを思って家事をしているのに、「ありがとう」の一言も言ってもらえない主婦。上司やクライアントのために徹夜までして仕事をしたのに、評価してもらえなかったサラリーマン。また、一生懸命勉強しているのに、もっともっとと言われてしまう受験生。恋人のことを考えて選んだプレゼントを、気に入ってもらえなかった彼（彼女）……。

みんなこの「正当に評価されない」というストレスを感じています。

ただ、自己評価と他者評価の間にギャップが生じるのは、ある意味仕方のないことなのです。必ずしも自分が悪いわけでも、相手が悪いわけでもありません。ここをはき違えることで、つい、「逆恨み」のような言い争いに発展してしまうのです。

だからこそ、解決することが難しいのでしょう。

私は、お釈迦さまは偉大なストレス研究家だと思っているのですが、そのお釈迦さまは、弟子に「苦は三つある」と教えています。それは、

①痛みのような単純な苦
②快が満たされない苦
③他者に認められない苦

の三つ。まさに身体的ストレスと、人間ならではの脳ストレスの二つを見事に指摘していたのです。

でも、お釈迦さまがすでにこうしたストレスを指摘していたということは、考えてみれば、**人間は当時から約二千五百年もの間ずっと、同じストレスに悩まされ、結局何一つ克服できずにいる**ということでもあるのです。

キレる人は、なぜ朝よりも夜の方が多いのか

最近、電車の中でキレる人を見かけます。

少し前までは、電車の中で暴れるのは酔っぱらいか、普段から暴力的な人と相場が決まっていました。でも、最近は違ってきています。

しかも、普段はとてもおとなしく、礼儀正しい人なのに、ついカッとしてキレてしまったという人がとても多いのです。

受けたストレスをコントロールすることができず、感情を爆発させ、普段では決してしないような行動をとってしまう、これがいわゆる「キレる」という状態

です。

この「キレる」という行為、原因を簡単に言うと、「ストレス」です。

「そんなの当たり前じゃないか！」と思う人もいるかもしれません。

しかし脳科学的にいえば、少し話は違います。**ストレスがかかったとき、普段なら脳はそのときの神経経路を別のものに切り換えて、暴走を防ぐのですが、その「切り換え」ができなくなって暴走してしまう。**まさに脳ストレスの蓄積による症状です。

これがキレた状態といえます。

では、普段なら切り換えられる脳のスイッチが、なぜ切り換えられなくなってしまうのでしょう。

キレてしまった人の多くは、

「自分でもよくわからないのですが、ついカッとなって……」

「あのときに限って、どうにもがまんができなくて……」
と言います。つまり、普段はそれぐらいのことではカッとならないし、がまんもしているということです。

では、なぜ普段していることができなくなるのか……。そこには何か原因があるはずです。

私は、これはまさに「セロトニン神経」の機能低下が原因だと考えています。

セロトニンは脳に静かな覚醒をもたらします。これは別の言い方をすれば「平常心」をもたらすということでもあります。平常心を保つというのは、脳の切り換えがスムーズに行われ、どこも暴走も興奮もしていない状態のまま、スムーズに働いているということです。

さらに、セロトニン神経の機能が低下すると、その生き物は残虐な行動をとることも動物実験で明らかになっています。

これはラットを使った実験ですが、セロトニン神経を破壊したラットと正常なマウスを一つのゲージに入れておくと、普段ラットはそんなこと決してしないのですが、マウスをかみ殺して食べるという残虐行為を見せるのです。

そして、その残虐になってしまったラットに、セロトニンを補給すると、いつものおとなしいラットに戻り、残虐性はウソのように消えてしまうのです。

このラットの症例をそのまま人間に当てはめることはできませんが、セロトニン神経の機能が低下すると、感情や精神状態を普段の冷静な状態にキープすることが難しくなることは充分に推測できます。

そしてこのことは、**キレる人が朝の満員電車よりも、夜の帰宅時に多い**ということからも証明されます。

通勤電車における単純な身体的ストレスでいえば、夜の帰宅ラッシュよりも朝の出勤ラッシュの方が、時間帯が集中する分ハードです。にもかかわらず、朝からキレる人はほとんどいません。詳しくは第3章でご説明しますが、これは朝の方が、セロトニン神経が活性化しているからだと考えられます。

一日社会で生活すれば、上司に怒られたり、同僚からグチを聞かされたりと、さまざまなストレスによってセロトニン神経は弱ります。その弱り切ったセロトニン神経ではストレスに耐えきれず、負けてしまう。それが夜の方が「キレる」人が多い理由だと思います。

ストレスに対抗する「秘密兵器」は一つじゃない！

「ストレスには勝てない」

ストレスが続けば生き物は死んでしまうのですから、間違いなくそれは真実です。

でも、それだけでは人はあまりにも無力だと思いませんか。

ストレス実験で動かずに、ただじっとしているラットと何ら変わりありません。

私たちは本当に何も対抗策はないのでしょうか。

結論から言いましょう。

私たちに対抗策はあります。

しかも、一つではありません。ストレスに対して有効な方法を、私たちは自分の状況に沿って選択できるのです。

たとえば、ストレス研究の先駆者であるお釈迦さまは、一つの方法を私たちに教えてくれています。

お釈迦さまが教えてくれた「苦＝ストレス」への対抗策、それは「座禅」を組むことです。

六年間も苦行をしたのに悟りに至れなかったお釈迦さまが、座禅によって悟りに至ったのは、脳科学的にみると決して偶然ではないのです。実は座禅によって、お釈迦さまは、脳のとても「大切な部分」を活性化させていたのです。

座禅というとただ座って瞑想《めいそう》しているだけのように思われるかもしれません。もちろん瞑想もとても有意義な活動の一つです。しかし、座禅で最も大切なのは**「呼吸」**です。腹式のゆっくりとした呼吸を意識して規則正しく繰り返す、それが、座禅における呼吸法なのです。

実は、こうしたゆっくりとした腹式呼吸を一定時間続けると、脳の「大切な部分」に変化が表れるのです。その変化が表れる場所というのが、うつ病やパニック障害と深いかかわりを持つ**「セロトニン神経」**です。

一定のリズムを刻む運動を「リズム運動」といいます。腹式呼吸も、腹筋を一定のリズムで動かすので、リズム運動の一つです。セロトニン神経は、そうしたリズム運動によって活性化するというおもしろい特徴を持った神経なのです。

セロトニン神経が活性化するというのはどういうことかというと、具体的に言えば、セロトニンという神経伝達物質の量が増えるということです。

このセロトニンには、「クールな覚醒《かくせい》」といって、脳の状態を、落ち着いた状態でありながら非常にクリアにするという効果があります。お釈迦さまが座禅によって悟りに至ったのも、こうした静かな覚醒のおかげと考えられます。

また、セロトニン神経が活性化することによって、うつ病やパニック障害といった精神的な病気になりにくくなるだけでなく、物理的な痛みにも強くなることがわかっています。その上、精神的に「クールな覚醒」がもたらされれば、ストレスに対しても冷静な判断や対処ができるようになるのです。

それでも、それだけでは、ストレスに対して絶対的な強さを持つ対抗策だとはいえません。どんなにセロトニン神経が活性化していても、強いストレスが襲ってくれば、ストレス経路は動き出し、私たちの身体も心も病んでしまうからです。

セロトニン神経の活性化は、強いて言うなら、「ストレスを上手に受け流すよう心身の準備を整える」ということだと思います。しかし、整えるだけでも、セロトニン神経を普段から活性化させていれば、多少のストレスなどスルッと受け流すことができるのですから、するとしないとでは大違いです。

ただ、この機能は、ラットなど他の動物にも基本的には備わっている能力です。

この機能を充分に発揮させ、セロトニン神経を高めることができれば、私たち人間だけでなく、生物はかなりのストレスを受け流すことができるようになります。

おそらく、この能力は、生き物が進化する過程で獲得した、とても基本的な能力だからなのでしょう。

でも、思い出してください。人間には他の動物にはない「精神的ストレス」があるのです。他の動物より感じるストレスが多いのに、できるのは同じセロトニン神経の活性化だけというのは、少し不公平な気がしませんか。

実は、これは私もセロトニン神経を研究している過程で気がついたのですが、人間にはもう一つ、他の動物にはない「抗ストレス能力」が備わっていたのです。

しかもそれは爆発的な効果を持つ、秘密兵器のようなものでした。

それは「涙」です。

涙なんて他の動物でも流すじゃないか、と思うかもしれませんが、涙には三つの種類があり（詳しくは第4章でご紹介いたします）、その中には人間にしか流すことのできない「涙」があるのです。**そして、それこそが、脳の中のストレスを一気に洗い流してくれる秘密兵器だったのです。**

その、人間にしか流せない涙とは、「**情動の涙**」と呼ばれる涙です。

類人猿の中でも高い知能を持つチンパンジーは、人間と九九%の遺伝子が一致するといわれていますが、そのチンパンジーですら「情動の涙」を流すことはできません。

嬉《うれ》しいとき、悲しいとき、感動したとき、そして他人に同情したとき、人は涙を流します。私たちは何気なく泣いていますが、これは生物学的にみると、人間にしかできないとてもすごいことなのです。

「脳の発達」がストレスの始まりだった

では、なぜ人間だけが「情動の涙」を流せるのでしょう。

人間だけが情動の涙を流せるのは、他の動物にはない脳を人間が持っているからです。それは、「**前頭前野**」と呼ばれる脳です。

前頭前野というのは、脳の中ではとても新しい部分で、人間への進化の過程で生まれた脳です。他にも前頭前野を持つ動物はいるのですが、人間ほど発達した前頭前野を持っている生き物はいません。

だからこそ、涙を流せるのは人間だけなのです。

先ほど、人間だけが感じる精神的なストレスが二つあることをご紹介しました。「快が得られなくなるストレス」と「他人に認められないストレス」です。人間だけがこの二つをストレスと感じるのも、実はこのストレスが前頭前野の発達と関係しているからなのです。

つまり人間は、前頭前野という脳の領域を発達させたことによって、他の生き物では感じないストレスを感じるようになってしまった。だが、それと同時に、他の動物にはないとても効果の高い「抗ストレス能力」もまた、手にしたということです。

私たちは、涙を流した後は気持ちがスッキリとし、精神的にも楽になることを経験的に知っています。

でも、それがなぜなのかは長い間わかっていませんでした。

つまり、私たちはこれまで、人間特有のストレスは受け続けながら、人間特有の抗ストレス能力にはまったく気づかずに生きてきたのです。

実は、泣くとスッキリするのは、脳の中で「ストレス状態からリラックス状態へ」という、決定的な「スイッチング」が行われているからなのです。

人間にこうした能力が備わっているというのは、とても大きな福音です。

私たちの生活は、多くのストレスに満ちています。

そして、繰り返しますが、そのストレスに勝つことは、できません。

それは、私たちの身体がそういうふうにできているのですから仕方のないことです。

また、「脳ストレス」という意識をいつまでも持たないでいると、「心のストレス」という得体の知れないストレスに悩み続けることになりかねません。

しかし、意識さえすれば、私たち人間には、優れた二つの抗ストレス能力が備わっているのです。もちろん、それが脳ストレスを「消す」ためのキーワードになります。

一つは、セロトニン神経を活性化させることで得られる「ストレスを受け流す力」。もう一つは、人間にしか流せない情動の涙を流すことによって得られる、「ストレスをリラックスに変えるスイッチング能力」です。

この二つの能力を上手に活用しながら、ストレスと寄り添って生きていくこと。それこそが、人間がその人生を幸せに歩むための、最もよい方法だと私は考えています。

第2章

人生の質を決定づける「三つの脳」

「心の場所」は、脳の中に〝二か所〟ある

脳の研究が進んだことによって、今では「心の場所」は脳の中にあることがわかっています。これまでは、英語で心を意味する「heart」という語が同時に心臓を意味するように、「心」は心臓の位置にあると考えられていました。もちろん、これは大きな発想の転換でした。

でも、この事実を知っただけで満足している人がほとんどで、私たちは脳の「どの場所」に心があるかまで正確に知っている人はごく少数のように思います。はっきり申し上げますと、「心は脳の中にある」という曖昧《あいまい》な知識だけでは、知識がないのとほとんど変わりません。もちろんストレスを「消す」ことなんて、とても無理な話です。

というのも、**ストレスによって心が病んでしまうということも、脳の中にその要因があるからです。**

私が「脳ストレス」という言葉を使うのも、まさに、みなさんに「心の場所」を明確に知ってもらうためです。精神的なストレスへの対処も、「心の場所」を突き詰めることで初めて明らかになりました。

私たち人間は他の多くの動物よりも大きな脳を持っています。身体の大きさに対する脳の割合でいうと、人間は一番大きな脳を持っているといえます。チンパンジーと人間も、脳をみればその違いは一目瞭然《りょうぜん》で、人間の方が遥かに大きな前頭葉を持っています。

私たち人間の脳は、その進化とともに少しずつ発達してきたものです。そのため、最も原始的な脳である「脳幹」を中心に、その外側に少しずつ新しい脳が「増築」されたような構造になっています。

脳幹は別名「自立脳」といって、呼吸、循環、消化などの自律神経機能、さらには咀嚼《そしゃく》や歩行といった基本的な生命活動に必要な、運動を調節する機能が存在しています。

その脳幹の上に位置するのが間脳「視床下部」。視床下部の別名は「生存脳」

といい、食欲と性欲という生存に不可欠な働きをしています。

視床下部の外側に位置するのが「大脳辺縁系」。ここは、喜びや悲しみ、怒りや恐怖などさまざまな感情が形成される場所なので「感情脳」といいます。私たちにとって身近な動物である犬や猫などのペットが感情豊かな行動を見せるのは、彼らの脳にこの大脳辺縁系があるからです。

人間の脳が、他の動物と大きく違うのは、この大脳辺縁系のさらに外側で、脳の一番外側に位置する「大脳皮質」が発達していることです。

人間が豊かな知能を持ち、言葉を使い、社会的な生活を営むことができるのは、大脳皮質が発達しているおかげなのです。

大脳皮質は、その場所によって大きく四つに分類されます。顔のある側を「前頭葉」、両サイドを「側頭葉」、頭頂部付近を「頭頂葉」、背中側を「後頭葉」というのですが、こうした名称はみなさんも聞いたことがあるのではないでしょうか。

さて、ではこうした構造の脳のどこに「心の場所」はあるのでしょう。

図 2-1　発達した人間の脳

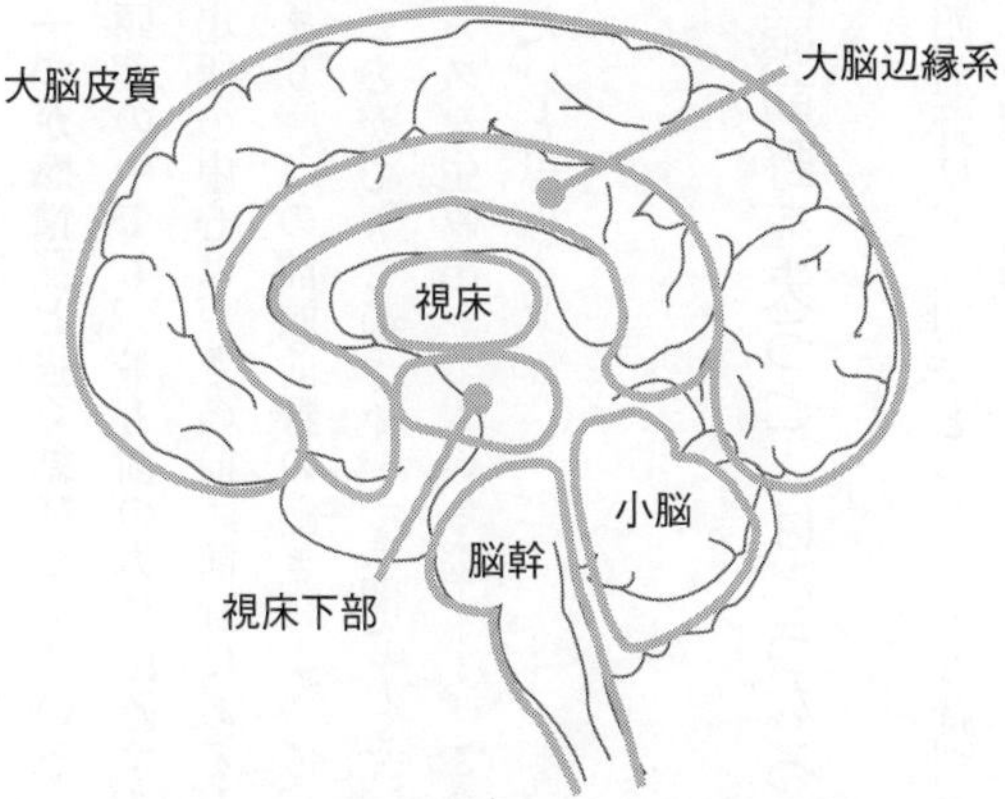

図 2-2　大脳皮質の四分類と前頭前野

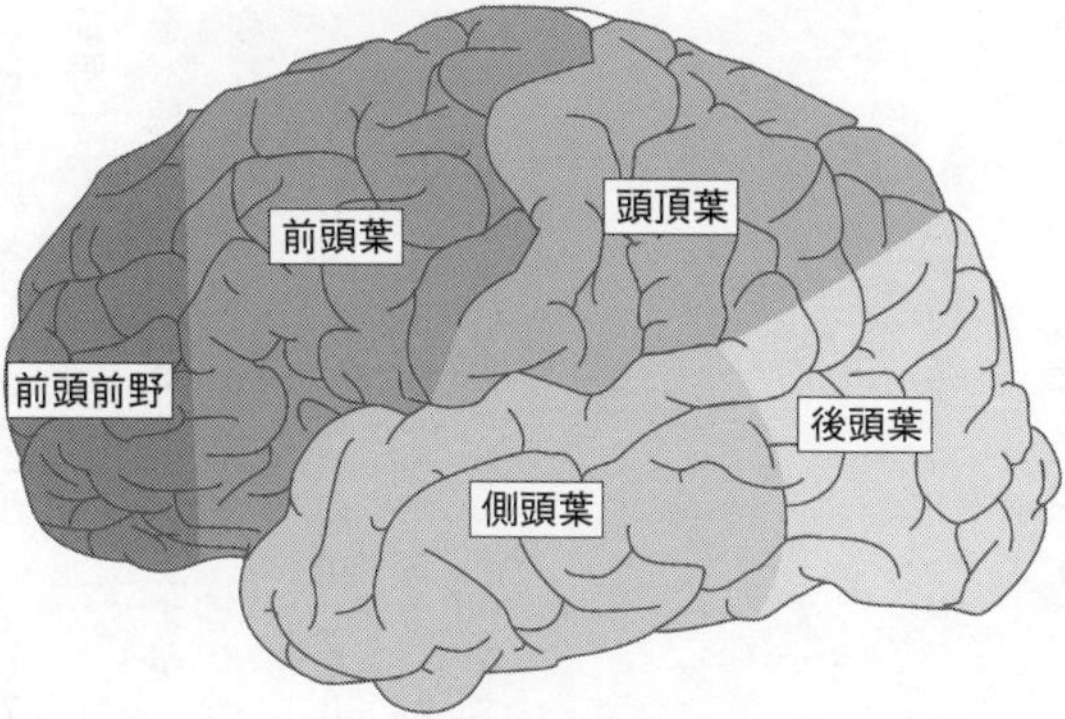

心の場所は、実は〝二か所〟あります。一つが感情脳（大脳辺縁系）。そしてもう一つが感情脳と強く結びついている「前頭前野」です。

前頭葉の中でも、最も前の方に位置する部分を、特に前頭前野といいますが、心の場所の中心は、その前頭前野にあると考えられるのです。

つまり、この前頭前野の働きによって、ストレスを感じたり、逆に解消したりすることができるのです。「人間らしさ」のすべてを形成している脳であり、脳ストレスを生み出してもいる脳——。この章では、そんな前頭前野の働きをみていきたいと思います。

前頭前野を失うと人はどうなるのか

前頭前野は、人間にとってとても特別な脳です。

なぜなら、人間を一番「人間らしく」する働きをしている脳だからです。

アントニオ・R・ダマシオという神経学者が書いた『生存する脳——心と脳と身体の神秘』（講談社）という本に、事故で前頭前野だけが傷ついた人の例が掲載されています。

その人が損傷したのは前頭前野だけで、脳の他の部分は無傷でした。事故に遭われたのは不幸なことですが、この人に事故の前と比べて何かできなくなっていることがあれば、それが前頭前野の働きだということがはっきりします。発達した前頭前野を持っているのは人間だけなので、その部分がどのような働きをしているのかということは、動物実験では調べることができません。そういう意味で、このケースは、医学的にとても重要な症例なのです。

事故から回復したとき、その人は一見すると他の人と何も変わったところがないように見えました。言葉もちゃんと話すことができるし、きちんと歩くこともできます。食事も自分でできるし、排泄《はいせつ》もできます。

しかし、たった一つだけできなくなったことがありました。

それは「社会生活」です。

具体的に言うと、**その人は他人と社会的なコミュニケーションがとれなくなってしまっていたのです。**

私たちは普段、人とコミュニケーションをとるとき「言葉」を使っています。そのため、言葉から相手の思いをくみ取っていると考えがちです。

でも、そうではないことを、この症例は教えてくれています。

なぜなら、この人は、言葉をちゃんと話すことも、相手が話している内容も理解できたのに、相手の思いをきちんとくみ取ることができなかったからです。

実は私たちは、人とコミュニケーションをとるとき、無意識に相手の仕草や表情、声のトーンなどから、その人の心を読みとっているのです。

この人が社会的なコミュニケーションがとれなくなってしまったのは、その「言葉ではないものから読みとる」ということができなくなってしまっていたからでした。

その他にもこの人は、意欲を持ってテキパキと仕事をこなすということもできなくなっていました。つまり、人間関係の中で自分をコントロールしながら生きていくことができなくなっていたのです。

これによって、前頭前野は、人間が社会の一員として生きていくために必要不可欠な働きをしていることが明らかになったのです。

ところで、生きていくことには問題がないのに、社会生活をすることができない。そう聞いて何か思い出しませんか？

そうです。「ニート」や「引きこもり」と言われる人たちが、これととてもよく似た状態にあるのです。

彼らは、人との接触を拒む以外は、家の中で普通に生活しています。ご飯も食べるしテレビも見ます。インターネットを通してなら、外部とコミュニケーションもとります。

ここでポイントなのが「ネットを通してなら」というところです。

彼らはチャットやメールはしますが、人と会って話すことは嫌がります。電話すらほとんどしません。つまり、人と直接コミュニケーションをとることを嫌うのです。そして、ひとりで部屋にこもって、テレビやパソコンといった、現実場面での交流を必要としないものを好むのです。

でも、人間というのは、本来はひとりでは生きていけない社会的な生き物です。だからこそ、脳を発達させ、言語を操る能力を身につけ、相手の行動や表情から、相手の心の中にある思いを読みとる能力を培ってきたのです。

それなのに、他人と直接のコミュニケーションができない、またはそういうことをしたくないと感じる、あるいは、しようと思ってもうまくできないというのですから、これは人としてかなり危機的な状態です。

でも、彼らは前頭前野を失っているわけではないのです。単に前頭前野の働きが弱っているだけなのですから、そのことを自覚して努力すれば、弱ったものは回復させることも強くすることもできるはずなのです。

まねがつくり出す、人の心を読みとる能力

「顔で笑って心で泣いて」

この言葉は、人間がすばらしい能力を持っていることを物語っています。

考えてみてください、顔は笑っているのに、なぜ「心の中ではこの人は泣いている」ということがわかるのでしょうか。

意識的に心を隠そうとしても、人は相手の本心を見抜くことができる、隠そうとしても隠せないものを読みとる能力を持っているということを、この言葉は表しているのです。

人は生まれながらに、この能力の基本的な素養を持っています。

赤ちゃんは、お母さんの声や視線、さらにはぬくもりといった皮膚感覚を通して、お母さんの心をとても上手に読みますが、それができるのはこの能力を使っているからです。

でもそれは、「読める」といっても、感覚的にわかっているというだけです。わかったことがきちんと認識できるようになるためには、大脳皮質の言語脳の発達と、この前頭前野の能力をリンクさせていくことが必要です。

幼い子供はそれを、「まね」を通して行っていきます。

幼稚園前後の小さな子供は、周りの人のまねをよくします。兄弟のいる子ならお姉ちゃんやお兄ちゃんのまね、いない子はお母さんやお父さん、あるいは幼稚園の先生など身近な人のまねをします。

あれは、相手の行動や言葉をまねること、つまり同じ行動や言動をすることによって、その人がどうしてそういう行動をとるのか、なぜそう言ったのか、そのときの「心」を体験し、学んでいるのです。ですから、「まね」というのは、脳の発達においてとても大切な訓練なのです。

子供は人まねを何度も何度も繰り返すことで、前頭前野を発達させていきます。

そして、この他人の「まね」をするという行為は、他者の心を理解すると同時に、他者と自分の違いを脳にインプットしていく行為でもあるのです。

というのも、人のまねをすることで、自分はこれができてこれができない、自分はこう思うけど人はこう思う、という自分と他者の違いを認識することになるからです。

「自分」が確立されるのと同時に「他者を理解する脳」がつくられます。子供の脳は、一つの行動を通して、同時にいくつものことを学んでいるのですが、いくつもの能力が同時に育っていくからこそ、人は成長したときに、言葉でコミュニケーションをとりながら、同時に相手の行動を見て、その人の本当の「心」を読みとるといった複雑なことができるようになるのです。

最近の若者は、場の空気を読めない人を、「KY（ケーワイ）」と言うそうですが、空気を読めないというのも、その場の人たちの心が読めないということですから、言い換えれば、「前頭前野がうまく働いていない人」ということがいえます。「KY」などという新しい言葉ができるぐらいですから、そういう人が増えているのでしょうが、その原因の一つは「核家族」という家庭のかたちにあると私は思っています。なぜなら、この、「言葉ではないものから相手の心を読みとる」

という能力は、大家族の中で育てば、それだけで自然と身につくものだからです。

近頃は核家族という言葉が使われることはほとんどなくなりました。それだけ親と子供だけの少人数の家庭が、当たり前になってきているということです。でも、それは脳の発達という点からみると、決してよいことではないのです。

特に、脳の発達にとってよくないのは、小さい子供を「テレビに子守させる」こと。

お母さんは忙しく、他に子守をしてくれる人もいないので、ついつい家事をする間、子供に「おとなしくテレビ見ててね」とテレビに子守をさせてしまいがちです。

その気持ちはよくわかります。

でもテレビは、子供がいくら話しかけても笑いかけても、何の反応も示しません。一方通行でコミュニケーションがまったく成立しないのです。

テレビをよく見る子供はテレビに出てくる人のまねをしますが、相手の反応がないので、直接他人のまねをするのと比べると、脳の中で起きていることはどうしても違ってしまいます。コミュニケーションが成立しないので、相手の反応を見て軌道修正をし、正しい理解に到達するという大切なステップが抜け落ちてしまうのです。

ごく簡単に言えば、そこにコミュニケーションがないので、「多分、相手はこう思っているのだろう」という曖昧な理解しかできないということです。これでは他者を理解することも、自己を確立することもできません。つまり、**前頭前野の発達が充分には行われなくなってしまうのです。**

子供のとき、子守を「誰が」したかで、脳の発達具合は大きく変わってくるのです。

「ゲーム脳」はなぜ悪者になったのか

脳の活動具合を調べる一つの方法として「血流」の量を見る、という方法を耳にしたことはないでしょうか。

血がたくさん流れているということは、それだけ多くの酸素が使われ、代謝が行われているということを示します。血流が多い場所は活発に働いているし、血の流れが少ない場所はあまり働いていないということです。

ですから、前頭前野の働きのあまりよくない人、人の心が読めず、他者とうまくコミュニケーションできない人というのは、前頭前野の血流が少ないのです。

お肌にとって乾燥は大敵ですが、脳にとっても乾燥は大敵です。

子供の頃にいくら脳を発達させても、その後もその機能がきちんと働くような状態に整えられていなければ、能力は衰えてしまいます。これは、筋肉と同じです。筋肉は毎日トレーニングしていれば維持されますが、怠けて使わないでいるとすぐに衰えてしまいます。いつでもきちんと働けるように、脳も血流が多い状態にしておくことが大切なのです。

では、どうすれば前頭前野の血流を増やすことができるのでしょう。

おもしろいことに、前頭前野の血流をよくするのは、実は運動なのです。運動といっても、筋肉を鍛えるための激しい運動ではありません。**ウォーキングなど、一定のリズムを刻む「リズム運動」が、前頭前野の血流をよくしてくれるのです。**

では反対に、どのようなことをすると、前頭前野の血流は悪くなるのでしょう。運動で増えるのですから、もちろん運動不足は血流を悪くします。

少し前に「ゲーム脳」という言葉とともに、テレビゲームは脳に悪影響を及ぼすということがいわれていました。

実はこれは、正しくもあり、間違ってもいます。

なぜなら、今はゲームにもいろいろな種類のものができ、一概に「ゲームはよくない」と言い切れないようになってきているからです。

でも、非常に単純なことをずっと繰り返すようなゲームが、脳によくないということは断言できます。

単純なことを繰り返すゲームというのは、たとえば、出てくる敵をひたすら倒し続けるようなゲームです。でも、ロールプレイングのようなストーリー性のあるものでも、選択肢が少なく、ほとんど考えなくてもいいようなゲームは危険です。脳を調べると、そういう単純なことを繰り返すゲームをしていると、前頭前野の血流がどんどん落ちていくことがわかっています。

ですから、一晩中ゲームをすることがある、という人は生活習慣を充分に見直す必要があります。

よくゲーム好きの人が、寝ないで一晩中ゲームをしていたといいますが、**何時間も同じことをし続けることができるのは、それが脳にほとんど負荷を与えていないからなのです。**ですから、一晩中できるようなゲームは、どれも脳にはよくないのです。

頭や身体を使うものであれば、疲労が溜《た》まり、それがストレスとなるので、何時間も続けることなどできません。何時間もぶっ続けでゲームをしているというのは、普通の生活ではありえない異常な状態なのです。

現実の世界で、自然や他人を相手にすると、選択肢は常に無限にあるうえ、相手や状況によって、正解も違ってきます。そうした現実世界のコミュニケーションと比べると、選択肢が少なく結果も決まっている「ゲーム」の世界というのは、脳にとってはとても単調な世界なのです。

ゲームをしている人は「ちゃんといろいろ考えてやっているよ」と言うかもしれませんが、限られた選択肢の中から正解を一つ選ぶというのは、脳にとっては大した仕事ではないのです。

単純なことをしていると、前頭前野の血流は確実に悪くなります。

ただ、テレビゲームの中にも、最近は太鼓を叩《たた》いたり、身体を使うものなど前頭前野の血流をむしろよくするようなものも出てきています。そういうゲームは脳が働くので、とてもではありませんが一晩中続けることはできません。

ですから、ゲームが一概に脳をダメにするというわけではないのですが、何時間もずっと続けられるような単調なゲームは、脳によくないということは、覚えておいてください。

脳と身体は密接につながっています。運動不足は、脳の機能低下を引き起こす、そういっても過言ではないのです。

あなたは自分の脳を犠牲にしてまでゲームをしたいと思いますか……？

「がまんできる子供」と「がまんできない大人」の違い

子供は大人ほどがまん強くありません。

すぐに泣いたり怒ったり、感情がそのまま行動や言動に出てしまいます。

なぜ、子供は感情をコントロールすることが下手なのでしょう。

子供が自分の感情をなかなか抑えられないのは、前頭前野がまだ充分に発達していないからです。

前頭前野だけでなく、幼い子供の脳は、まだ充分には発達していません。生まれたばかりの赤ちゃんは、寝返りすら打てません。でも、成長とともに首が座り、寝返りが打てるようになり、やがてハイハイをして、立って歩くようになります。これはそうした運動に関する脳の部分（大脳や小脳など）が発達していっていることを意味しています。

言葉も最初は何を言っているのかわかりませんが、次第に意味をなすようになり、三歳ぐらいになるとビックリするぐらいきちんと話すようになります。これも、言語脳がものすごい勢いで成長していくからです。

がまんの心も同じです。赤ちゃんは感情むき出しですが、成長するに従って、お母さんや周りの人から「ちょっとがまんしてね」「もう赤ちゃんじゃないんだから、こういう場所では静かにしているのよ」と、社会生活をするうえで必要な「がまん」を教えられることで「がまんの心」を育てていきます。

このとき、とても大切なもう一つの能力、「表情などから相手の心を読む能力」が、さらに磨かれます。

たとえば、子供同士でオモチャの取り合いになったとしましょう。

一歳ぐらいの小さな子供は、相手が泣いていようが怒っていようがおかまいなしで、自分の感情を優先させます。

でも、がまんの心が育つと、相手が泣き出すと「じゃあ、いいよ」と相手にオモチャを譲ることができるようになります。これは、自分の「オモチャが欲しい」という感情を理性で抑えているのですが、そうするのは、相手が悲しんでいるということを理解している、つまり相手の感情を読みとることができているからです。

相手の気持ちがわからなければ、自分の感情を抑えることはできません。がまんの心もまた、相手の心を読みとる前頭前野の発達と同時に成長するということです。

さて、こんな実験データがあります。

それは、小学校でいじめを頻繁に行う子供と、いじめをしない子供の両方に、同じ人物写真を見せて、その写真の人物の表情から、その人がどんな感情を抱いているか読みとってもらうという実験です。

結果ははっきりとした違いになって表れました。

いじめをする子供は、表情からその人の感情を読みとることが、圧倒的に下手なのです。

怒っている顔が無表情に見えたり、笑っている顔が相手をバカにしている顔に見えたりしてしまうのです。

いじめをする子供に、「どうして相手が嫌がっているのにやめないの？」と聞くと、「嫌がっているとは思わなかった」と答えることがよくありますが、それは本当だったのです。

「そんなの自分の罪を隠すためのウソじゃないの？」と思った方もいることでしょう。

もちろん、相手が嫌がっているとわかっていていじめをする子供も中には存在します。でも多くのいじめっ子は、相手の表情が読みとれないことからくる「誤解」でいじめをしてしまっているのです。そして、その表情から心を読みとる能力が低いということは、同時に自分の感情をコントロールする能力も低いということになります。だから、なかなかいじめがなくならないのです。

でも、そういう子供は、単に前頭前野の発達が何らかの理由で遅れてしまっているだけなので、前頭前野を鍛えれば、自然と「がまんの心」も「相手の表情から感情を読みとる能力」も身につきます。

子供が感情に負けてしまうのは、前頭前野が未発達だからです。

では、大人の場合はどうでしょう。

私たちはときどき、子供のように感情を爆発させる大人に出会います。そうした大人も前頭前野が未発達なのでしょうか。

結論から言うと、答えは「NO」です。

大人が感情をコントロールできないのは、子供の場合とは原因が違います。大人の場合、多くは疲労やアルコールの摂取など何らかの要因によって、前頭前野の働きが弱っていることが原因です。

第1章で朝よりも夜の方が電車でキレる人が多いのは、夜の方がストレスが蓄積され、精神的ストレスを受け流す「セロトニン神経」が弱っているからだとお話ししましたが、同時に夜はお酒を飲んでいる人が多いことも、キレる人が増える原因の一つとなっているのです。

普段ならがまんできることが、お酒を飲んでいたためにがまんできず、ついつい言い争いやケンカになってしまったということは、お酒を飲む人なら誰でも経験していることだと思います。あのコントロールの効かなさ、それこそが前頭前野の働きが弱った状態なのです。

このように大人と子供では、「感情をコントロールできない」という現象は同じでも、原因は違うのです。

理性のカギを握る「共感脳」

相手の感情がわかることによって、がまんの心は働きます。

では、なぜ相手の感情がわかると、人は「がまんしよう」もしくは「がまんしなきゃ」と思うのでしょうか。

みなさんはいかがですか。どういうときに「自分はがまんしても人に譲ろう」と思いますか？

それは、**相手の感情に「共感」したとき**だと思います。

相手の悲しみや苦しみに共感できたとき、人は「それほど悲しいのなら」「そんなにも苦しいのなら」と自分の感情を抑えて相手に譲るのです。

「共感」とは、共に感じると書きますが、もっとかみ砕いて言えば、「読みとった相手の感情と同じ感情を自分も感じる」ということです。

感情を抑えるのは理性ですが、実はその理性を働かせるのは、共感という感情の一致なのです。

動物は感情を持っていますが、相手に共感することはめったにありません。共感は人間だけに見られるものです。ということは、共感の働きは人間脳（大脳皮質）にあるということです。

では、その働きは、人間脳の中のどの部分にあるのでしょう。

実はそれは、この章の最初の部分でお話しした「心の場所」である前頭前野の中の、さらにその真ん中の部分「内側前頭前野」というところにあるのです。**このことから内側前頭前野は、別名「共感脳」ともいわれています。**

「内側前頭前野」というのは、わかりやすく言うと、額のちょうど真ん中部分にあたります。仏像を見ると額に小さな丸いものがついています。あれは「白毫《びゃくごう》」というのですが、ちょうど脳のあのあたりに位置する脳が「内側前頭前野」です。

人間が社会生活をするうえで必要な、「がまんの心」や「共感」といった能力は、「内側前頭前野＝共感脳」の働きによってつくり出されていたのです。

人間らしさは「三つの脳」で構成されている!

人間に「人間らしさ」をもたらしている前頭前野、その中でも真ん中に位置する共感脳が、私たちの「心」の中でも共感やがまん、理性といった「社会性」に関する働きをしている場所だということがわかりました。

では、前頭前野のそれ以外の場所は、何をしているのでしょう。

実は前頭前野には三つの大切な働きがあります。

一つは先ほどからお話ししている「共感」、そして残りの二つは「仕事」と「学習」です。

それぞれの働きを脳の位置でいうと、「共感脳」は前頭前野の真ん中、「仕事脳」は共感脳の外側上方、「学習脳」は共感脳の外側で、仕事脳の下に位置しています。

脳というのは、わかりやすく言えば神経の束です。

目、耳、鼻、口、皮膚感覚などを通して感じられた情報は、体中に張りめぐら

図 2-3　前頭前野の三つの脳

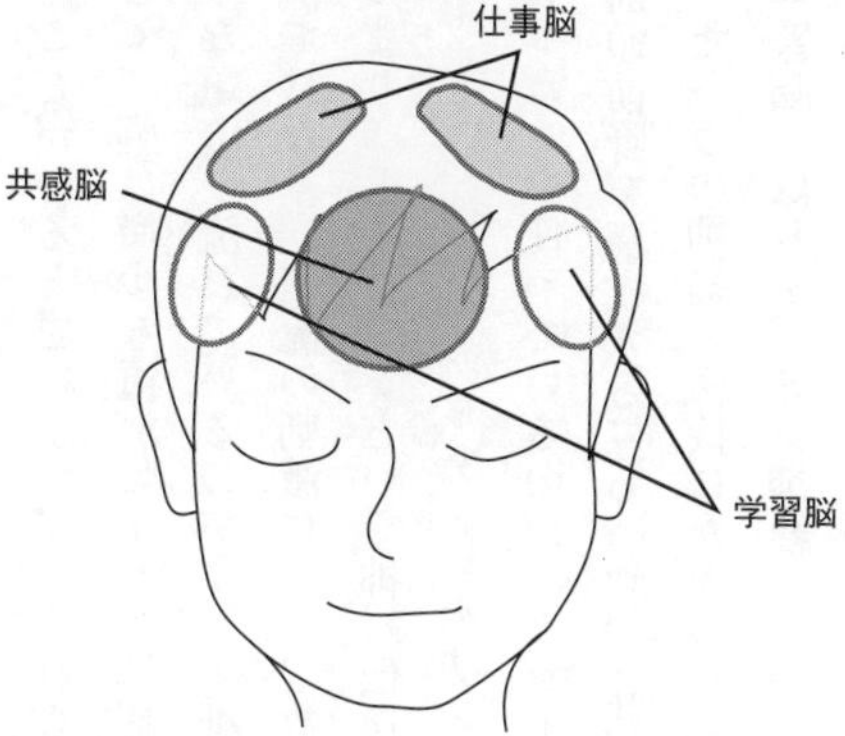

された神経を通って、脳にもたらされます。ですから、モノを見ているのも、音を聞いているのも、臭いや味を判断しているのも、痛みを感じているのも、突き詰めていえば脳が感じているのです。

身体と脳をつなぐネットワークがあるように、脳の中にも脳のさまざまな部分をつなぐネットワークがあり、互いに影響を与え合っています。脳内ネットワークを構築している神経細胞の数は約百五十億個もあり、その中で○○神経というように呼び名がついています。そして、その名前は、その神経が情報伝達に使用している物質の名前が用いられるのが決まりになっています。こうした物質は「神経伝達物質」または「脳内物質」と呼ばれます。みなさんも「ドーパミン」や「ノルアドレナリン」といった名前を聞いたことがあると思いますが、それらは神経伝達物質の一つです。

よく、脳は微少な電流によって情報が伝わるといわれています。確かに脳には微少な電流が流れているのですが、神経と神経の間で情報を伝達しているのは、電流ではなく、電流の刺激によって放出される神経伝達物質です。

つまり、ドーパミンという神経伝達物質を使って情報伝達を行っている神経が「ドーパミン神経」、ノルアドレナリンを使っているのが「ノルアドレナリン神経」、セロトニンを使っているのが「セロトニン神経」と呼ばれるということです。

前頭前野を構成する三つの脳、「共感脳」「仕事脳」「学習脳」は、それぞれ今言った三つの神経と密接にかかわっています。

「学習脳」はドーパミン神経。

「仕事脳」はノルアドレナリン神経。

「共感脳」はセロトニン神経。

私たち人間の心は、実はこうした脳の働きの現れなのです。

人の心は一定ではありません。普段はとても思いやりのある人でも、ときにはイライラしたり、ひどく激昂《げっこう》したりと、そのときどきで変化します。

こうした感情の変化は、脳の働き具合によって生じる変化なのです。三つの脳にはそれぞれに特徴があり、私たち人間の心模様は、そのどの部分が強く働いているかによってコロコロと変化しているというわけです。

「学習脳」――快感を操る「ドーパミン神経」

学習脳というのは、文字通り学習するときに働く脳なのですが、学習とは脳にとって何なのかというと、実は**「報酬を前提にして、いろいろな努力をする」**ということです。

この報酬を前提に学ぶというのは、実は動物にも見られるものです。

サーカスの動物たちが芸を学習するのは、「エサ」という報酬がもらえるから。ペットの犬にお手やお座りなどを仕込むときも、報酬としてエサが使われます。でもこれは一つの条件反射のようなもので、人間の場合の学習と報酬の関係はもっと複雑です。

人間にとっての報酬は、一言で言えば「快」です。

具体的に言うと、地位や名誉、お金、女性の場合だと美しさも報酬になります。何を快と感じ、何のために努力するかは人によって異なりますが、報酬のために一生懸命頑張るのはみな同じです。

たとえば、今は幼稚園受験から受験勉強を始める人もいますが、そこまでして勉強するのは、いい学校に入って、そこでいい成績を上げて、いい大学に進んで、いい会社に就職するためです。なぜそこまでしていい会社に就職したいのかといえば、そうすればいい給料をもらって、素敵な異性と結婚できて、賢い子供を授かって幸せな家庭を築くことができると思っているからです。実際には、このように単純には進んでいかないので、これは一つの「夢」なのですが、こうした「夢」

が報酬となって努力を積み重ねていくというのが、人間の営みの一つであることはいえると思います。

そして、この学習脳の働きを活性化させるのが、ドーパミン神経です。

ドーパミンというのは、脳を興奮させる興奮物質の一つです。しかも、ドーパミンによってもたらされる興奮は「快感」です。

オリンピックの水泳金メダリスト北島康介選手が、金メダルを取ったレース直後に「チョー気持ちいい」と言ったのは有名ですが、あの状態がまさにドーパミンによって脳が興奮している状態です。

こうした「快の興奮」は、心地よさと同時に、「意欲」をもたらします。

たとえば、テストでいい成績を取ると、喜びと気持ちよさを感じますが、そのとき同時に、次はもっといい点数を取ろうという意欲が湧《わ》いてきます。

つまり、報酬を目指して努力して、その報酬が得られると、さらなる意欲が湧いてきて、より一層の努力ができる、という構造になっているのです。

とてもよくできた仕組みだと思いますが、実は、ここには「落とし穴」も隠されているのです。

それは、**報酬が得られなかったとき**です。

努力をしたからといって、必ず報酬が得られるかというと、それは違います。また、お金や名誉などを報酬にしてしまうと、限界というものも生じてしまいます。

ドーパミン神経は、報酬が得られる限り「もっと、もっと」と意欲的に努力を続けることができますが、その半面、報酬が得られなくなると、得られなかった快が不快として認知され、大きなストレスとなってしまうのです。

第1章で触れた、人間ならではのストレスの一つ、「快が得られなくなることによって生じるストレス」が、まさにこれにあたります。

人間の「快」を求める気持ちはとても強いものです。それだけに、不快に転じると大きなストレスとなってしまいます。そして、そのストレスが高じると、場合によっては「依存症」という病気に結びついてしまうこともあるのです。

依存症として有名なのは「アルコール依存症」ですが、これも、お酒が切れると、それらがもたらす快が失われるので、また欲しくなり、飲むともっと飲みたくなり、ついには飲むためなら何でもするようになってしまうという病気です。こうなってしまうと、自分の意志の力だけでコントロールすることはできません。医師の治療を必要とするのですから、正常な心の状態とはいえません。

依存症には他にも薬物依存や、買い物依存などさまざまなケースがありますが、どの場合も最初はそれが「快」をもたらすものであったということは一致しています。

ドーパミン神経は、ちょうどよい状態にあれば、意欲やポジティブな心の状態をつくり出します。また、食欲や性欲といった生存には欠かせない欲求を演出する神経でもあるので、生きていくうえでとても大切な神経なのですが、興奮が過度になると、依存症という深刻な問題をもたらす危険性をも持っているのです。

「仕事脳」――危機管理センター「ノルアドレナリン神経」

仕事脳の主な機能は**「ワーキングメモリー」**と呼ばれるものです。

これは、「一瞬にしていろいろな情報を分析し、経験と照らし合わせることによって、最善の行動を選択する」という機能です。

たとえば車の運転がこれにあたります。動物には、車の運転ができません。前頭前野が未発達で、経験値の少ない子供にもできません。お酒を飲んで前頭前野の機能が低下してしまったときも、安全な運転はできません。

車の運転のように一瞬のうちにさまざまな仕事をこなすのは、脳の機能としてもとてもハードなものなのです。それだけに、前頭前野が正常に働いているときでないとできないのです。

この仕事脳の働きと密接にかかわっているのが、ノルアドレナリン神経です。

ノルアドレナリンもドーパミンと同じく興奮物質ですが、ノルアドレナリンは、いわば生命の危機や不快な状態と戦うための脳内物質なので、ドーパミンの「快」とは逆に、「怒り」や「危険に対する興奮」をもたらします。

たとえば、リングの上の格闘家や、戦場の戦士たち、腹が立って仕方がないときなどが、ノルアドレナリンによって脳が興奮している状態といえます。

ノルアドレナリンは、適量であれば、脳に適度な緊張をもたらし、ワーキングメモリーの働きをスムーズにする効果があります。適度に緊張していた方が、仕事や運転がうまくいくのはこのためです。

では、ノルアドレナリンはどのような刺激によって出るのでしょう。

ノルアドレナリンの放出は、身体の内外から加わるストレス刺激によって生じます。

ですからストレスが適度なものであればいいのですが、ストレスが強すぎ、ノルアドレナリンが多く出すぎてしまうと、脳が過緊張に陥り、かえってワーキングメモリーが動かなくなってしまうのです。

ノルアドレナリン神経は、仕事脳だけではなく、脳全体にネットワークを持ち、身体に起きた危機に対処するためのさまざまな反応を引き起こします。**その働きは、まさに「危機管理センター」というにふさわしいものです。**

たとえば、自律神経に働きかけ、血圧を上昇させ、心臓の拍動を速め、危機的な状況に対処する準備を整える。そして脳全体にノルアドレナリンという興奮物質を行き渡らせることで、脳全体を「ホットな覚醒《かくせい》」に導き、この戦いに勝ち目はあるのかないのか、戦った方がいいのか逃げた方がいいのか、という判断から具体的な行動へと誘導するのです。

私たち人間が、これまで絶滅することもなく生き延びてこられたのは、このノルアドレナリン神経の働きのおかげといっても過言ではありません。

仕事をテキパキと進め、いざというときには身を守ってくれるノルアドレナリン神経ですが、これも過度に興奮しすぎると、悪影響をもたらします。

それが「暴走」です。

ノルアドレナリンが過剰になる主な原因は、過度のストレスです。ストレスが強すぎたり、溜まりすぎたり、長期間加わり続けると、ノルアドレナリンが過剰になり、脳の興奮がコントロールできなくなってしまいます。

こうしたノルアドレナリンによる脳の異常興奮は、うつ病をはじめ、不安神経症やパニック障害、強迫神経症や対人恐怖症などさまざまな精神疾患をもたらします。

ストレスが長く続くとうつ病になってしまうのは、セロトニン神経だけでなく、ノルアドレナリン神経の過興奮とも深くかかわっていたのです。

「共感脳」——脳の指揮者「セロトニン神経」

共感脳の働きである「社会性」や「共感」については、すでに述べてきたので、ここでは主にセロトニン神経との関係について述べたいと思います。

学習脳がドーパミン神経によって活性化し、仕事脳がノルアドレナリン神経の働きによって活性化するように、共感脳もセロトニン神経によって活性化します。

セロトニンは、ノルアドレナリンと同じように、脳に覚醒をもたらす神経伝達物質ですが、ノルアドレナリンがホットな覚醒をもたらすのに対し、セロトニンは**「クールな覚醒」**をもたらします。

つまり、脳が高い働きができるような状態を常に維持してくれるわけです。

また、ノルアドレナリン神経が脳全体にネットワークをめぐらしているのと同様、セロトニン神経もほぼ同じ場所にネットワークを構築しています。

このようにノルアドレナリン神経とセロトニン神経は似ている部分があるのですが、決定的な違いが一つだけあります。それは、ノルアドレナリン神経が、内外からのストレス刺激によって放出量を変えるのに対して、**セロトニン神経はそうした刺激の有無にかかわらず、常に一定量のセロトニンを放出し続ける**ということです。

また、**セロトニン神経には、それ自体が何か仕事をするわけではないという特徴があります。**

オーケストラの指揮者を想像してみてください。

指揮者は全体のバランスを整えることですばらしい演奏を演出しますが、指揮者自身が楽器を演奏するわけではありません。セロトニン神経の働きも、それと同じなのです。

つまり、一定量のセロトニンが規則正しく出ることによって、セロトニン神経は、ドーパミン神経やノルアドレナリン神経の過興奮を抑え、脳全体のバランスを整え、「平常心」をもたらすという働きをしているのです。

「学習脳」「仕事脳」のところで、それぞれドーパミンとノルアドレナリンが出すぎることによって起きる問題について触れましたが、実はセロトニン神経が活性状態にあれば、この二つの神経が多少過興奮しても、それぞれの過興奮を上手に抑えてバランスを整えてくれるのです。

もちろん、セロトニンも過剰に出すぎると、仏教の修行などで「魔境」といわれる幻覚を見るような状態になることがあるのですが、これはよほど修行を積んだ人に見られるもので、普通の生活を送りながらセロトニンを鍛える場合には、そうしたところまでセロトニンが出ることはまずありません。機能が低下して問題を起こすことはあっても、ドーパミン神経やノルアドレナリン神経のように、過興奮することはまずないといっていいでしょう。

セロトニン神経を鍛えれば、ストレスに強くなるというのは、こうした中枢としてのコントロール機能が働くことを意味していたのです。

「三つのストレス」は前頭前野とつながっていた!

私たち人間は、大きく分けて三つのストレスを感じているとお話ししました。
一つは、身体的ストレス。
もう一つは、快が得られなくなることによって生じるストレス。
そして三つ目が、他人から正当に評価されないことによって生じるストレスです。
最初の身体的ストレスは、前頭葉の中でも、体内外のストレスにダイレクトに反応する仕事脳（ノルアドレナリン神経）と深くかかわっていることがわかりました。

二つ目の、快が得られなくなることによって生じるストレスは、学習脳（ドーパミン神経）の働きと深くかかわっていました。

そして、三つ目の、自分が相手のためにと思ってしていることが、正当に評価されないことによって生じるストレスも、共感脳（セロトニン神経）の働きと深くかかわっているのです。

なぜなら、このストレスは、「どうして私を理解してくれないの？」と一方的に考えてしまい、相手の気持ちになって考えられないことが原因で生じるストレスだからです。

つまり、**前頭前野を構成する三つの脳と、人間が感じる三つのストレスは、互いに深い関係にある**ということです。

これはストレスという問題を考えるうえでとても大きな発見だと思います。

人間が感じる三つのストレスは、どれも、最も人間らしい脳によって影響を受けていたのです。そう考えれば、「脳ストレス」が前頭前野と関連していることも納得できます。また、脳ストレスを消すためには、ドーパミンやセロトニンを鍛えればいいということもおわかりでしょう。

その中でも特に、三つの脳のバランスを整える「セロトニン神経」の役割が非常に重要です。活性化させることで、人間は平常心を保つことが可能になります。そして、共感脳にかかわる「正当に評価されないストレス」だけでなく、「身体的ストレス」や「快が得られないストレス」をも受け流すことができるようになるのです。

次章ではそんなセロトニンを「鍛える」方法をお伝えいたします。

第3章

一日五分でできるセロトニントレーニング

脳を動かす「クールな覚醒」

私たちの身体は、身体の内外で感じたことをすべて情報として一度脳に集めます。脳はその情報を判断し、それに対しどういう行動をとるのか、身体の各部署に情報を伝達しています。

こうした「情報の通り道」になっているのが、神経です。神経は神経細胞の集合ですが、細胞同士はぴったりとつながっているわけではなく、ほんの少しだけ間隔を空けながら連携しています。その神経細胞同士の隙《すき》間《ま》を移動し、情報を伝えているのが、「神経伝達物質」です。たとえるなら神経細胞はリレーの走者、神経伝達物質はバトンのようなものです。

神経細胞には、「軸索」と「樹状突起」と呼ばれる二種類の突起があります。この突起が互いに手を伸ばし合うようにして神経細胞は「神経」を構成しています。これらの突起は、それぞれ働きが違います。樹状突起は情報の取り込み口、軸索は情報の出力口です。

つまり、樹状突起から情報を受け取った神経細胞は、インパルスと呼ばれる電気信号を使い軸索の末端までその情報を伝え、そして軸索の先端にインパルスが到達すると、そこから神経伝達物質が放出され、次の神経に情報が伝わるのです。この神経細胞同士の接合部分を「シナプス」といいます。

これが、一般的な神経の構造と働きです。

普通の神経は、一つの情報に対して一つの信号を発し、次の情報が来るまで自分からは何もしません。ところがセロトニン神経は、他の神経から刺激がなくても、規則的にインパルスを出すという通常の神経にはない性質を持っています。

そのインパルスは、他の神経からの刺激とは関係なく、自立的に一定のリズムで発せられ続けます。

そんな他の神経の影響を受けないセロトニン神経の活動に、規則性を与えているのが、睡眠と覚醒《かくせい》のサイクルです。

セロトニン神経は、目覚めている間、つまり脳が覚醒している間は、一秒間に二〜三回の間隔でインパルスを出し続けています。しかし眠ると、その頻度はまばらでグッと少なくなります。さらに、レム睡眠という深い眠りに入ると、インパルスはまったく出なくなります。そして、朝になり再び目覚めると、またもとの一秒間に二〜三回という規則的なインパルスに戻るのです。

セロトニン神経は、脳幹の縫線核という部分から脳全体に軸索を張りめぐらせています。そして、起きている間はずっと、一定の頻度でインパルスを送り続けます。そのため、セロトニン神経からは、起きている間はずっと一定量のセロトニンが放出され続け、脳内のセロトニン濃度が一定に保たれるということになります。

セロトニンは、脳に「クールな覚醒（静かな覚醒）」をもたらすので、セロトニンが一定量出続けている間、脳は覚醒し続けます。そして眠るとインパルスの頻度がまばらになり、それに伴って脳内のセロトニン量が減り、覚醒状態も失われるというわけです。

こうしたセロトニン神経の働きは、ちょうど車のエンジンのアイドリングに似

図 3-1　代表的なセロトニン神経

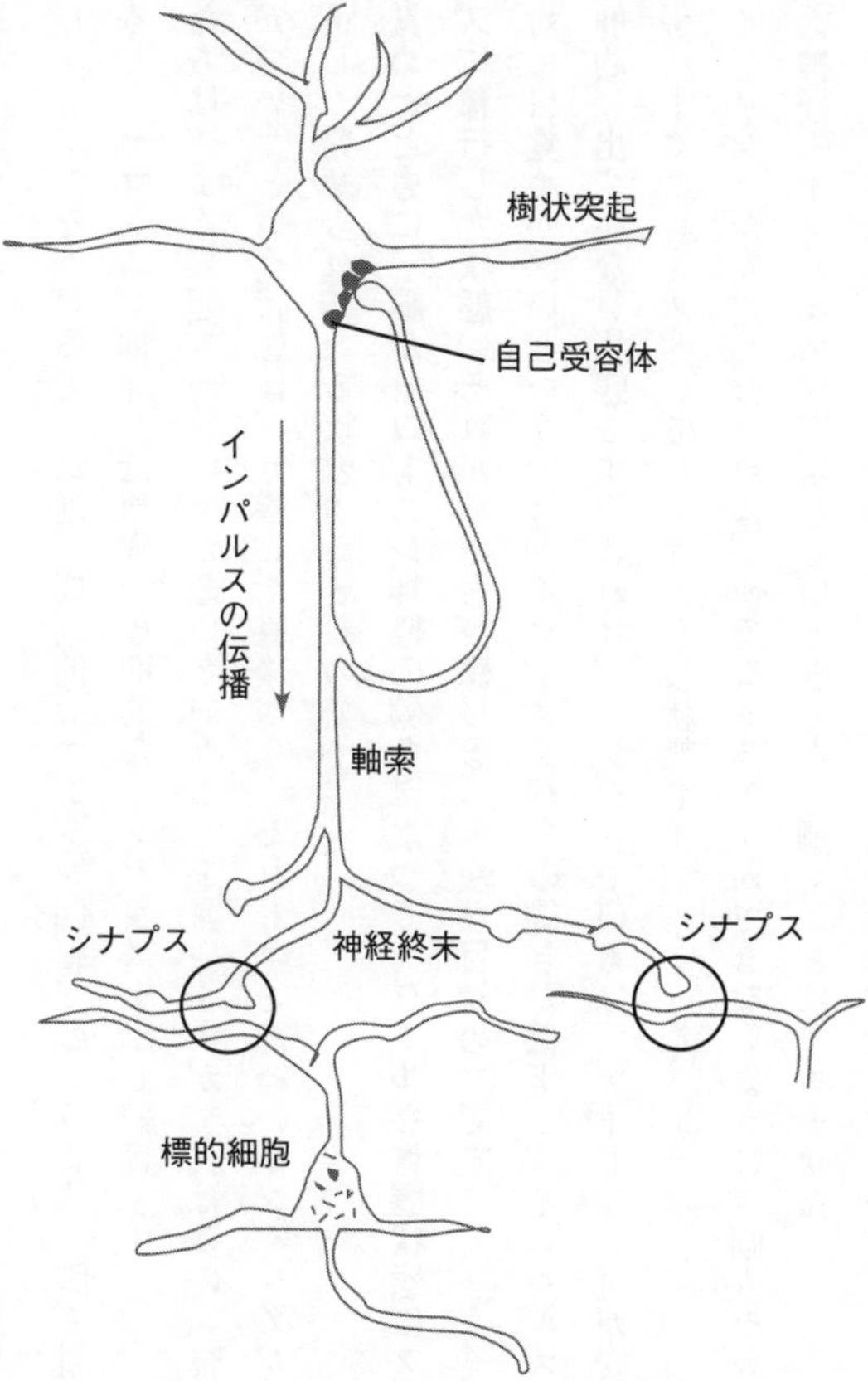

ています。

車はエンジンをかけると、低速で規則的なエンジン回転が始まります。脳も目覚めると、セロトニン神経が低速度で規則的なインパルスを出し続けます。

私たちは、よく寝起きがいいとか悪いということを言いますが、実はこの「寝起きがいい」という状態は、覚醒した直後から、セロトニン神経のインパルスが規則正しく発せられている状態のことなのです。

目覚めとともに、脳がセロトニン神経の働きによって、クールな覚醒状態にスムーズに移行した状態、それが私たちが感じる「爽快《そうかい》な目覚め」です。

反対に目覚めが悪いというのは、セロトニン神経の働きが低下し、インパルスが規則的に出ていない状態です。これは、エンジンでいえば、アイドリングが安定せず、すぐにエンストしてしまうような状態です。

アイドリングが安定しなければ、快適なドライブができないように、脳もセロトニン神経のインパルスが安定しないときちんと働くことはできません。

そうならないためにも、普段からセロトニン神経を鍛え、活性化させておくことが大切なのです。

心身を健康にする「五つの働き」とは

セロトニン神経の役割というと、「うつに効く物質」とばかり考えている方がいますが、それは大きな間違いです。

また、セロトニン神経が活性化すると、クールな覚醒や平常心がもたらされると言いましたが、セロトニン神経の機能は、決してそれだけではありません。

ここでセロトニン神経の働きをまとめておきましょう。セロトニン神経には、全部で五つの機能があります。

①クールな覚醒
②平常心の維持

③交感神経の適度な興奮
④痛みの軽減
⑤よい姿勢の維持

一つ目の「クールな覚醒」は、大脳皮質の活動を適度に抑えながら、その働きを高いレベルで維持するという、人間の脳にとって理想的な覚醒状態をもたらす働きです。

すでに触れましたが、この働きは、脳の中のセロトニン濃度が一定のレベル以上に保たれることによってもたらされます。

二つ目の「平常心の維持」というのは、心の状態を整える機能です。

セロトニン神経は、ノルアドレナリン神経とドーパミン神経という、ときには暴走してしまう二つの神経に働きかけ、暴走を抑え適度な興奮状態にとどめることができます。そのため、セロトニン神経がきちんと働いていれば、精神的なストレスのコントロールがしやすくなり、多少のストレスがあっても、それに負けてイライラしたりキレやすくなったりすることもなければ、逆に嬉《うれ》しいことがあっても、はしゃぎすぎたり舞い上がってしまうこともなくなります。

もちろんつらいことはつらいし、嬉しいことは嬉しいと感じているのですが、そうした自分を冷静にコントロールできている状態が「平常心」です。

こうした平常心の大切さは、アスリートの人たちを見ていると痛感させられます。

スポーツにはミスがつきものです。たとえば野球のピッチャーが配球を間違えてヒットを打たれたとしましょう。そこで動揺してしまったら、その後、いい球を投げることは難しくなってしまいます。でも、失敗は失敗と理解して、心を落ち着かせることができれば、自分の投球を取り戻し、失敗を挽回《ばんかい》することができます。

平常心というのは、適度な緊張をもって、その人の能力を最も発揮させることができる心の状態なのです。

三つ目は、**「交感神経の適度な興奮」**です。

私たちの身体は「交感神経」と「副交感神経」という二つの自律した神経の働きによって支えられています。

自律神経というのは、私たちの意志とは関係なく働いてくれる神経です。たとえば、私たちの身体はものを食べると、消化器官が勝手に消化し、勝手に栄養を吸収してくれます。私たちはこれを意識的に行うことも、意識的に止めることもできません。こうした意識的にコントロールできない働きを行ってくれているのが自律神経です。

この自律神経も、セロトニン神経と同じように睡眠と覚醒のサイクルに合わせて変動します。覚醒しているときは交感神経が優位に働き、眠ると副交感神経が優位に働くようになるのです。

副交感神経から交感神経へのスイッチングには、セロトニン神経の規則的なインパルスが重要な働きをします。そのため、セロトニン神経が弱まりインパルスに乱れが出ると、自律神経のスイッチングにも乱れが生じ、自律神経失調症になってしまうのです。そうなると、めまいや立ちくらみが生じたり、体の一部が震えるなどの症状が出ることもあります。

ここで注目すべきところは、セロトニンが交感神経を「適度に」興奮させるという点です。

交感神経が非常に強く活性化した状態というのは、簡単に言うと「ストレス状態」です。

たとえば、激しい運動をしているときや精神的に興奮したとき、私たちは心拍数が一分間に百二十〜百八十回ぐらいにまで上昇します。いわゆるドキドキした状態です。これが、交感神経が強く活性化した状態ですが、心身にストレスが加わった状態であることがその心拍数から充分におわかりいただけると思います。

では、適度な興奮状態とはどのようなものなのでしょう。

そのよい例が、スッキリとした朝の目覚めの状態です。

寝ているとき、私たちの心拍数は一分間に五十回程度しかありません。それが目覚めると、七十〜八十回ぐらいまで上昇します。明らかに交感神経が興奮しているのですが、それは運動したときのような激しい興奮ではありません。穏やかだけど、活動する準備の整った状態、それが交感神経の「適度」な興奮です。

四つ目の機能は**「痛みの軽減」**です。

実はセロトニンというのは、**脳内で鎮痛剤の役目を果たす**のです。

普段私たちは痛みを、身体のさまざまな部分で感じているように思っていますが、実は痛みを感じているのは「脳」なのです。

歯の治療をするときなど痛みをなくすために麻酔薬が使われますが、あれは、その部分の神経を一時的に薬で麻痺《まひ》させて、脳に痛みの情報が伝わらないようにするので痛みが感じられなくなるのです。

でも、セロトニン神経を活性化させると痛みが軽減されるのは、神経が麻痺するからではありません。そのため、痛みがあることははっきりと認知されます。痛みはあるのですが、それほどつらくは感じないですむ、というのがセロトニン神経による痛みの軽減の特徴です。

こうしたことが起きるのは、セロトニンを活性化させることによって「痛みの伝導」を抑えることができるからだと考えられます。つまり、ストレスによる神経の伝導をセロトニンが抑制してくれるために、一定の痛みに対しても、それほどつらさを感じなくなるというわけです。

そのため、身体的ストレスのコントロールがずっとしやすくなるのです。**大したケガでもないのにひどく痛みを感じたり、自分は他の人より痛みに弱いのではないかと思う人は、セロトニン神経が弱っている可能性があります。**普段からセロトニン神経の活性化を心がけるようにしてください。

最後の五つ目の機能は、**「よい姿勢の維持」**ができるようになるということです。セロトニン神経は、「抗重力筋」につながる運動神経に直接、軸索を伸ばし刺激を与えています。

抗重力筋というのは、姿勢を維持するのに重要な、文字通り重力に逆らって働く筋肉です。首筋、背骨の周りを支える筋肉や下肢の筋肉、そしてまぶたや顔の筋肉も抗重力筋に含まれます。

抗重力筋は、寝ているときは弛緩《しかん》して休み、目覚めると持続的に収縮を続け、姿勢を整えるとともに引き締まった表情をつくり出します。

セロトニン神経が弱ると、抗重力筋の緊張も弱まるので、きちんとした姿勢を維持するのがつらく感じられ、ついゴロゴロしてしまうことが多くなります。また、表情も目元に力がなくなり、何となくダラッとした印象になってしまいます。

このように、セロトニン神経の働きは、私たちの心身に多くの影響を及ぼします。セロトニン神経が活性化していれば、頭がクリアになり、元気がみなぎり、心は安定し、ストレスや痛みに強く、姿勢も表情も引き締まるのですから、いいことずくめです。

反対にセロトニン神経が弱ると、これとまったく逆の症状が表れるので、仕事はもちろん生活のクオリティまで下がってしまいます。その上、心の病気にもなりやすくなるのですから、まさに弱り目に祟《たた》り目です。

セロトニン神経の活性は、抗ストレス能力の一つですが、単にストレスに強くなるだけではなく、あなたの人生のクオリティを上げることにもつながるものなので、ぜひ生活の中に取り入れていただきたいと思います。

セロトニン神経とストレスの「パラドックスな関係」

セロトニン神経は、それ自体は直接ストレスの影響は受けません。

ストレスがあろうがなかろうが、関係なく一定のリズムでインパルスを送り続けます。しかし、セロトニン神経の「機能」はストレスによって低下してしまうのです。なぜこのようなことが起こりうるのでしょうか。

このことを説明するためには、セロトニン神経の構造についてもう少し詳しく説明することが必要です。

セロトニン神経は日々の食事から吸収した「トリプトファン」を材料にセロトニンを合成します。そして、軸索の末端（神経終末）から放出し、その放出されたセロトニンは、受け手の神経細胞にある「セロトニン受容体」に結合し、受け手の神経を抑圧したり興奮させたりします。

このとき、セロトニン受容体に結合するセロトニンの量が多ければ影響は強く、少なければ弱く表れます。

セロトニンはインパルスの頻度に合わせて放出されるので、インパルスの頻度が高ければ、分泌されるセロトニンの量は多く、頻度が低ければセロトニンの量も少なくなります。

では放出されたセロトニンの中で、セロトニン受容体に結合しなかったものはどうなるのでしょう。

実は、あまったセロトニンは、「セロトニントランスポーター」という運搬役によって、もとのセロトニン神経の末端にある再取り込み口から吸収され、リサイクルされるのです。

一定の頻度でセロトニンを放出し続けるセロトニン神経には、自分の働きを自分で点検し、ちょうどよい状態に整える「自己点検回路」というものがあります。

セロトニン神経の軸索は、途中から何本にも枝分かれしてさまざまな標的神経につながっているのですが、その中の一本がぐるりと細胞に戻り、「自己受容体」につながっています。ここで自分が出しているセロトニンの量を把握し、多すぎ

図 3-2　セロトニン神経のリサイクルシステム

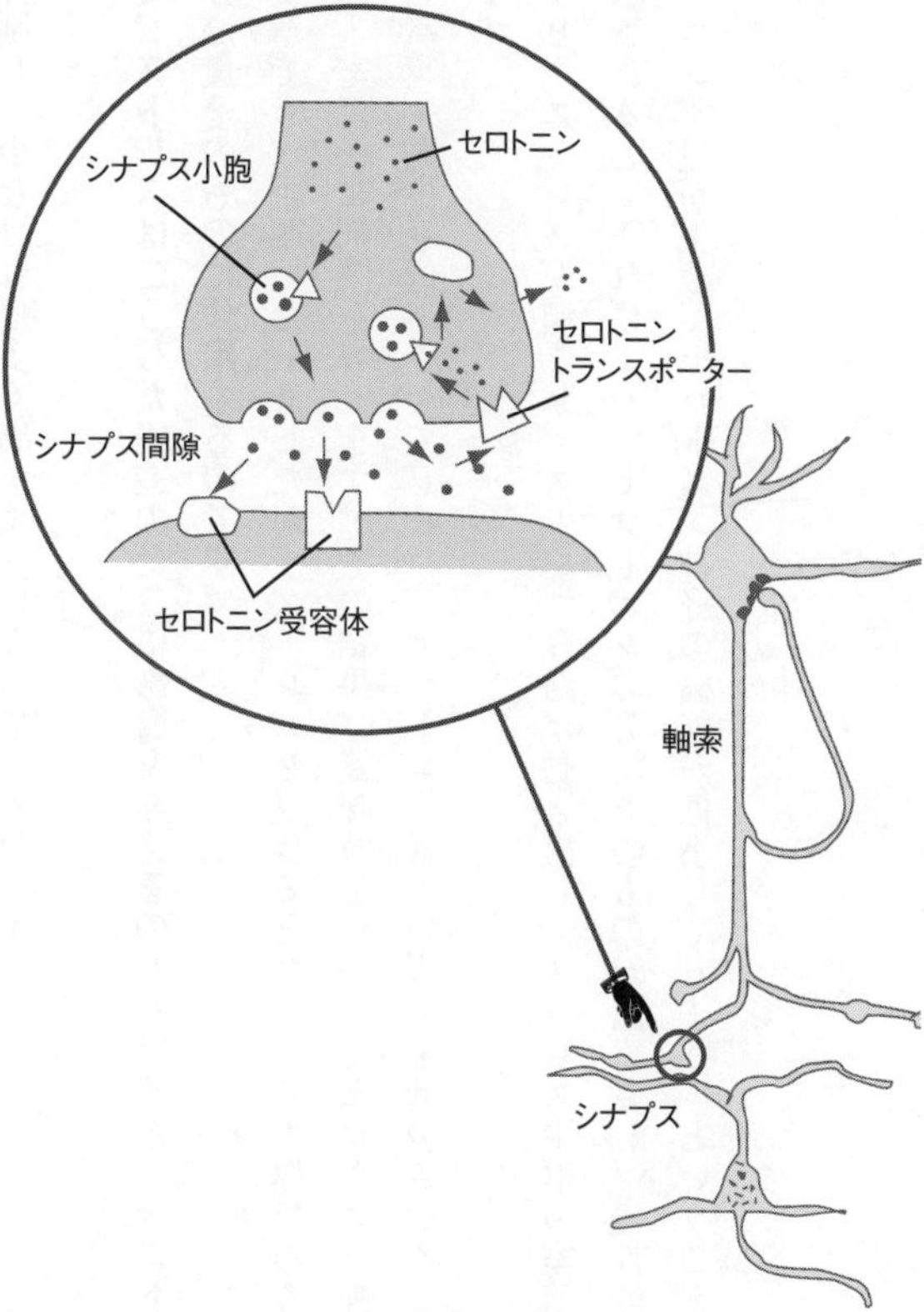

れば抑制し、少なければ多く出すようになっているのです。

さて、ストレスはこうした構造のどこに影響を与えるのかというと、セロトニンの分泌量そのものに作用するのです。

第1章でもご説明いたしましたが、ストレスを受けるとストレス中枢である視床下部・室傍核に刺激を与えます。その結果、縫線核を経由してセロトニン神経のインパルス発生を低下させてしまい、セロトニン量そのものを減少させてしまうのです。

つまり、ストレスが溜《た》まり、ストレス経路が動き出し、ストレス中枢の室傍核が刺激されると、それによってセロトニンの分泌そのものが阻害され、慢性的なセロトニン不足が生じ、セロトニン神経の機能が低下してしまう、ということなのです。

なぜセロトニン不足はうつ病を招くのか

慢性的なセロトニン不足が続くと、標的神経にも変化が表れます。不足しているセロトニンをもっと多く受け取るために、セロトニン受容体の数を増やしてしまうのです。

しかし、いくら受容体を増やしてもセロトニンの量がもともと不足しているのです。残念ながら効果は上がりません。

こうして脳内のセロトニン量が慢性的に不足することによって、脳の活動が全体的に低下し、その結果「うつ病」を引き起こしてしまうのです。

うつ病と脳内セロトニン濃度の低下が関係していることは、うつ病で自殺した人の解剖結果からも明らかになっています。

誤解がないように言っておきますが、すべてのうつ病がセロトニンの不足によって生じるわけではありません。

うつ病には、もともとの遺伝子の問題からセロトニン不足が生じて発症する先天的なうつ病と、生活習慣などからセロトニン不足が生じて発症する後天的なうつ病の、二種類があります。

先天的なものは家系的に発症者が多かったり、うつ状態と躁《そう》状態が繰り返されるなど、特有の症状が見られます。

セロトニン不足によって生じるものは、最近増加傾向にある「心の風邪」といわれるような、比較的軽いうつ病です。

現在の日本で、こうした軽いうつ病を患っている人の数は、約三百万人といわれています。現在の日本の人口は約一億三千万人なので、百人いれば二人ぐらいはうつ病の人がいるということになります。でも、六百万人という数字を掲げている人もいるぐらいですから、実際にはもっと多いのかもしれません。

でも、これは本当に最近のことです。

五十年前はどうだったかというと、いなかったとは言いませんが、これほど多くの人が発症することなどありませんでした。それこそ、戦時中などは、衣・食・住あらゆる面においてストレスはかなり大きかったはずですが、それでもうつ病が問題になったことなど、まずありませんでした。

今、増加しているうつ病は、不規則な生活やコンピュータ漬けの生活など、現代生活特有の問題に起因しています。

つまり、うつ病は生活習慣病と考えられるのです。

しかし、生活習慣病であるということは、生活習慣を改善しさえすれば病気はちゃんと回復するということでもあるのです。

現在、うつ病の治療によく用いられる薬に、SSRIというものがあります。SSRIというのは、「選択的セロトニン再取り込み阻害剤」といって、セロトニントランスポーターの働きを抑える薬です。

先に受容体に結合しなかったセロトニンは、セロトニントランスポーターによって再取り込み口に運ばれると述べましたが、実はセロトニン神経の末端の他にもセロトニントランスポーターは存在しています。それは、脳の血管内皮です。この血管にあるセロトニントランスポーターによって、余分なセロトニンは血管の中に取り込まれ、最終的には尿として排泄《はいせつ》されてしまいます。

ＳＳＲＩを用いると、セロトニンの再取り込みと同時に脳血管への流出が抑えられるので、受容体と結合しなかったセロトニンは、軸索の先端と標的神経の間の空間に漂い続けることになります。

なぜこれによってうつ病の症状が改善するのかというと、隙間にとどまるセロトニンが増えることで、脳内のセロトニン濃度が高くなるからです。

でも、これは見せかけの改善でしかありません。

なぜなら、セロトニンを放出するインパルスの頻度は、低いままだからです。

うつ病を根本的に改善するためには、セロトニン神経のインパルスの頻度を高め、セロトニンの放出量そのものを増やすことが必要です。

そのためにはセロトニン神経を活性化させるよう生活習慣を改善するとともに、リズム運動を積極的に行うことが必要なのです。

図 3-3　セロトニントランスポーターの働きを抑えるSSRI

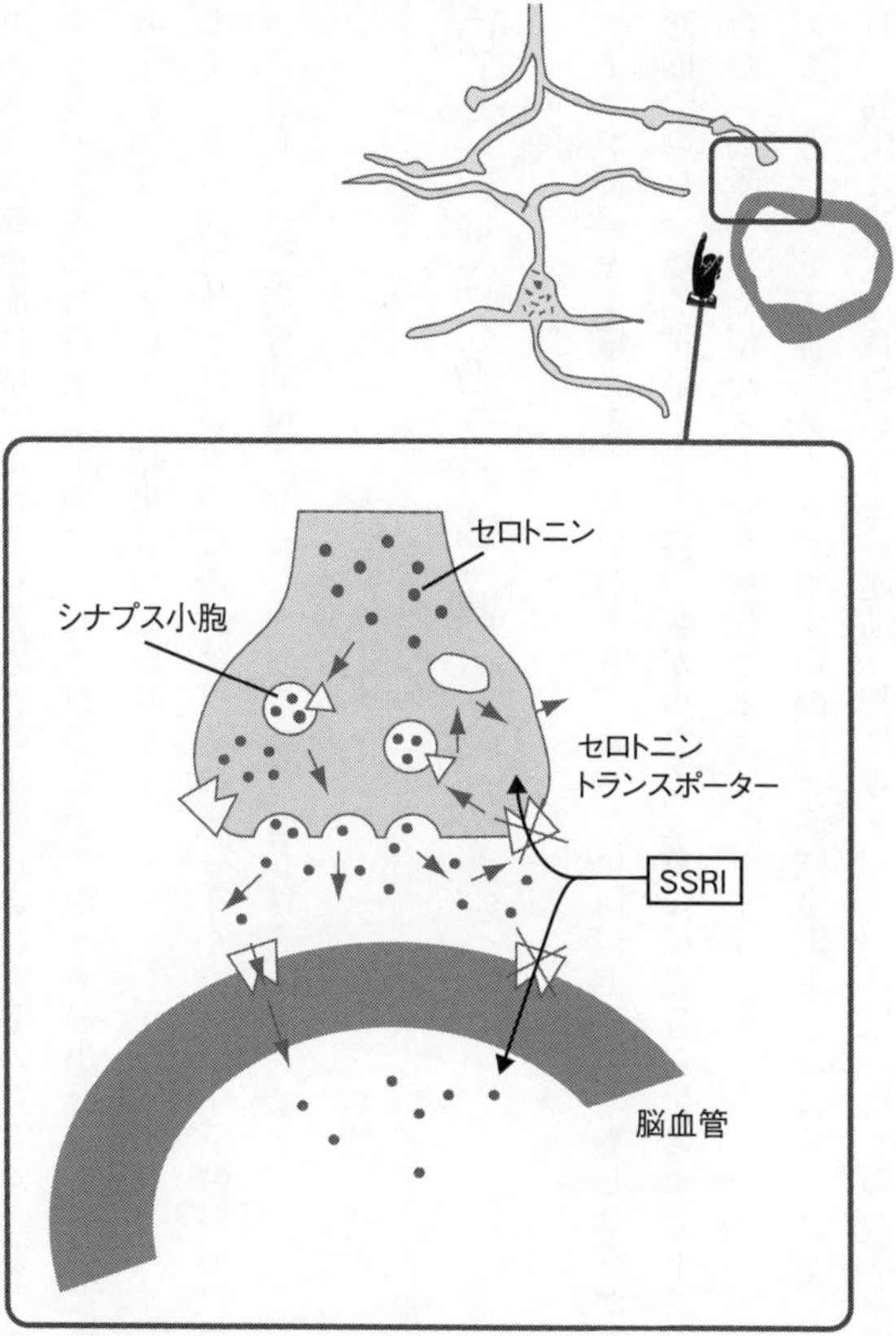

もちろんうつ病治療には、それぞれの患者の状態によって薬の処方が必要なケースもあるので専門医の治療を受けることが必要ですが、その場合でも生活習慣の改善を併用することはよい結果につながります。

そして、うつ病自体が軽いものであれば、薬に頼らなくても、生活習慣の改善とリズム運動だけで充分回復させることができると私は考えています。

セロトニン神経を鍛えれば「遺伝子」が変わる!

セロトニン神経を「鍛える」といっても、いったい何ができるのでしょうか。

理想的なのは、標的神経の受容体の数が少なく、そこに充分な量のセロトニンが結合し、刺激が強く伝わるという状態です。

「鍛える」といって一番イメージしやすいのは、筋肉を鍛える場合でしょう。

毎日、筋肉に適度な負荷を与える運動を続けると、筋肉は見た目でもわかるほど太く隆々としたものに変化します。

これは日々のトレーニングによって、筋肉の構造自体が変化した結果です。

つまり、「鍛える」とは「構造を変える」ということなのです。

でも、神経の構造を変えることなどできるのか、と疑問を持たれた方も多いのではないでしょうか。

もっともな疑問だと思います。何しろ私が知っている限りでも、神経の構造を変えられるのはセロトニン神経など、限られた神経だけなのです。

そういう意味でも、セロトニン神経は特殊な神経といえるでしょう。

セロトニン神経が構造を変えることができるのは、「自己点検」の回路を持っているからだと考えられます。

構造を変化させるうえで重要なのが、自己点検回路の中の「自己受容体」です。

セロトニン神経は、この自己受容体に結合するセロトニンの量を感知することで、「そんなに出さなくていいな」とか「もっと出さなきゃ」という判断をし、インパルスの頻度を調節しています。

この回路があるからこそ、セロトニン神経はドーパミン神経やノルアドレナリン神経のように暴走することがないのです。

でも暴走しないということは、別の見方をすれば、せっかくセロトニンの量を増やそうと刺激を与えても、簡単には増やすことができないということです。増えると自己抑制機能が働いてしまい、すぐにまた放出量を少なくしてしまうからです。

ではどうすればいいのでしょう。

すぐに増えなくても、多く出すように働きかけ続けるのです。

筋肉を鍛える場合も、すぐには変化しません。毎日根気よくトレーニングを続けることで、筋肉は構造を変えていきます。

セロトニン神経の場合も同じです。すぐには変化してくれませんが、毎日セロトニン神経を活性化させ続けていると、構造自体が変化し、セロトニンの放出量が多くなるのです。

どのように構造が変化するのかというと、セロトニン神経を活性化させ続けていると、まず自己受容体の数がだんだんと減っていくのです。

自己受容体の数が減ると、セロトニン神経が感知するセロトニン量が減るので、抑制が弱まります。こうして抑制機能が弱まることで、セロトニンの放出量そのものが増えていくのです。

実は、この自己受容体というのは、タンパク質でできているのですが、タンパク質をつくる命令は、遺伝子から出ています。つまり、自己受容体の数が減るということは、それをつくらせている「遺伝子が変わる」ということなのです。

すべては最初の「三か月」で決まる

同じ状況を繰り返し続けることで、遺伝子のスイッチが切り換わり、セロトニン神経の構造が変化します。

では、どのぐらいの期間やり続ければ変化するのでしょう。

具体的な方法については後述しますが、約三か月間、セロトニンを増やすための「セロトニントレーニング」を続けると、セロトニン神経の構造が変化し始めます。

そして六か月ほどたつと、かなりよい状態にまで変化します。

しかし、トレーニングを繰り返すことによって遺伝子構造が変わるということは、セロトニン神経を弱らせるような生活習慣を続けてしまえば、悪い方に構造が変化してしまうということでもあります。この場合も、やはり三か月ほどで弱った状態が固定されていきます。

ですから、セロトニン神経を鍛えるトレーニングは、よくなったからと、そこで終わりにするのではなく、生活の一部としてずっと続けていくことが効果的なのです。

でもまずは三か月間を目指してください。それだけでこれまでの生活を確実によくできるのです。

そのためにも最初の三か月間だけは、休まず頑張ってトレーニングを続けるこ

とが何よりも大切です。なぜなら、

最初の三か月間を続けることが、実は最も難しいことだからです。

トレーニングを始めた当初は、必ず少し調子が悪くなります。

なぜせっかくよくなるための努力をしているのに調子が悪くなるのか、きちんと知っておかないと、トレーニングをしたために調子が悪くなったのだと思い、トレーニングを続けるのが嫌になってしまいます。

トレーニングを始めて症状が悪化しても、それはセロトニンがちゃんと増え始めた証拠だと思ってください。なぜならその不調は、セロトニンが増えたため、自己点検回路が働き、セロトニンが抑制されたことによって生じたものだからです。もちろん、この不調は一時的なものです。

そのままトレーニングを続けていれば、今度は自己受容体が減少し、恒常的にセロトニン放出量が増えていきます。そうなれば、それまでの不調は消え、心身ともに元気が出てきます。

最初の三か月間さえ続けることができれば、後はどんどん調子がよくなっていくのを実感できるようになるでしょう。

「冬季うつ病」の治療法とは

さて、ここからはいよいよセロトニン神経を活性化させるための具体的な方法をご紹介していきましょう。

セロトニン神経を活性化させるものは、主に二つあります。

一つは「太陽の光」、もう一つは「リズム運動」です。

まずは、「太陽の光」の方からお話ししましょう。

みなさんは「冬季うつ病」という病気をご存じでしょうか？

文字通り冬になると発病するうつ病なのですが、これは北欧など、冬に極端に日照時間が短くなる地域に多く見られる病気です。

この治療には、冬でも比較的日照時間が長く暖かな地域への転地療法が効果的です。たとえば、北欧で冬季うつ病になった人を、南イタリアの太陽が燦々《さんさん》と輝くところへ連れていくのです。すると、それだけでこの病気は回復してしまいます。それは、この病気の原因が「日照不足」にあるからです。

私たちの生命活動には、私たちが思っている以上に太陽光が密接に関係しています。

たとえば、私たちはものを見るとき、光を必要とします。「見る」ということは、光によって媒介される映像が網膜から入り、視神経を経て、最終的には大脳皮質の視覚野で映像として認識されるということだからです。

網膜から入ってきた「光」の信号は、「見る」以外にも、脳のさまざまなところに影響を与えています。

私たちの身体は地球の自転に合わせ、約二十四時間サイクルで変動する「生体時計」を持っていますが、この生体時計のズレを修正してくれているのも太陽の

図 3-4　日照による安静時のセロトニン濃度の比較

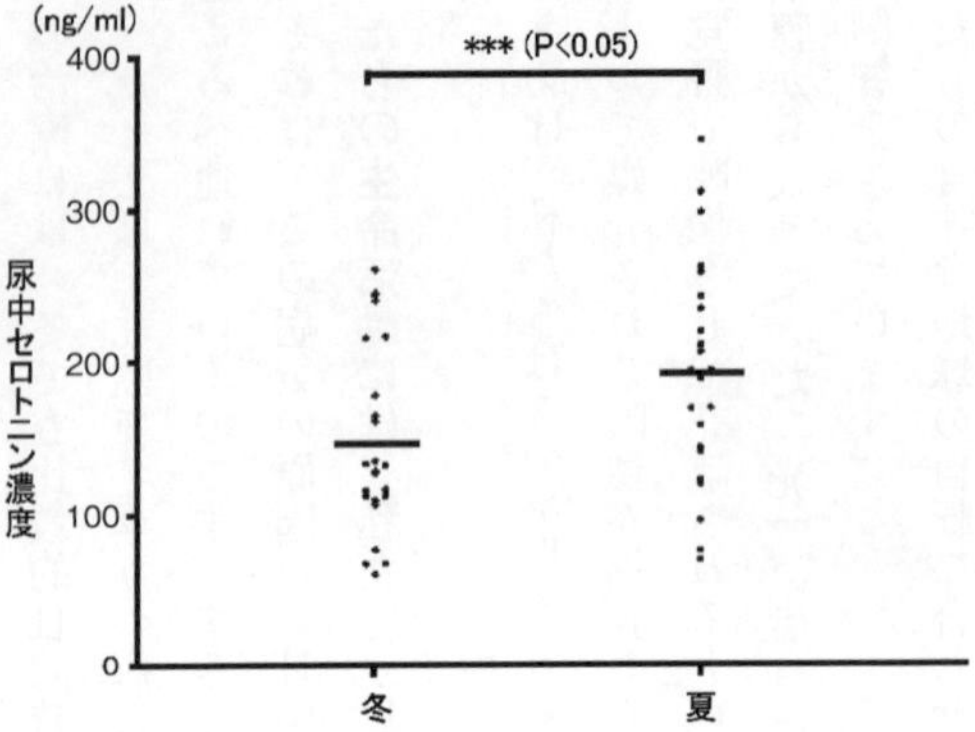

光です。

脳は、日没とともに、自律神経を副交感神経優位に切り換え、生体の活動レベルを下げ、エネルギーを蓄積するように司令を出します。そして、太陽の光を受けると、自律神経を交感神経優位に切り換え、活動レベルを上げるように司令を出します。

海外旅行へ行くと、時差ボケに苦しむ人が少なくありませんが、これは生体時計の周期と、光による調節作用の間に生じた大きな「ギャップ」によって起きる不調です。

同じように、網膜から入った光信号の

影響を直接受けるのが、セロトニン神経です。

セロトニン神経は、覚醒と睡眠によってインパルスの頻度を変えますが、このスイッチングに影響を与えているのが光信号なのです。網膜から入った太陽の光が信号として達することによって、セロトニン神経は興奮し、インパルスの頻度を上げ、脳の覚醒状態を演出する、ということです。

おもしろいのが、このようにセロトニン神経を興奮させる光信号は、「太陽の光」でなければダメだということです。

最近は、冬季うつ病の治療には、必ずしも太陽の光でなくても、二五〇〇〜三五〇〇ルクスという太陽光と同じ程度の強さの光であれば、その効果が確認されています。ですから、正しくは、「太陽の光のような強い光」がセロトニンを興奮させるということです。

冬になると、どうも気持ちが落ち込みやすいという人や、雨や曇りが続くと気分がうつうつとしてくるという人は多いと思いますが、これは日照不足からセロトニン神経の機能が低下し、その結果、脳内のセロトニン濃度が低くなったことによって軽いうつ状態が生じているのです。

本当に「規則正しい生活」とは？

「規則正しい生活」といったとき、多くの人は自分の生活のリズムを、時計に合わせようとしていますが、**実は、時間そのものに意味はありません。**

しかし、私たちは、規則正しい生活が、心身によいことを知っています。

うつ病の治療でも、必ず「規則正しい生活をしてくださいね」と医師は言います。そして朝七時に起きて、八時に朝食をとって、十二時に昼食をとって、午後五時には仕事を終えて、夜七時には夕食をとって、十一時には寝る、という生活を送るようになります。

しかし、医師は決してそういうつもりで、「規則正しい生活」と言っているわけではないと思います。

確かに時間は目安になりますが、時間そのものに意味があるわけではありません。

大切なのは脳に刺激を与える「太陽の光」なのです。

私たち人間は、それこそ何百万年という長い年月をかけて進化し、身体をつくり上げてきました。身体に備わっているさまざまな機能も、それを動かすシステムも、その長い年月の間につくり上げられたものです。

そして、自律神経の交替サイクルや、脳の覚醒と睡眠のサイクルといった生存にとても重要な機能のスイッチングが光信号によってなされているというのは、人間が長い間、太陽のサイクルを自らの生活のサイクルにしてきたことを意味しています。

事実、ほんの百年ほど前まで、ほとんどの人は太陽とともに起き、太陽が沈むと休むという生活をずっと続けてきていました。

不規則な生活や、昼夜逆転の生活が可能になったのは、電灯の普及によって、「夜でも明るい世界」が生まれてからなのです。

それまではどんなに仕事が忙しくても、夜になったら暗くなってしまうのですから仕事などできません。寝るしかなかったのです。

でも今は、人工的な明かりによって、しようと思えば仕事ができてしまいます。私たちを取り巻く環境は変わっても、長い年月をかけてつくられた身体のシステムは簡単には変わりません。私たちの身体は、今も太陽の光とともに活動して、太陽が沈んだら休むことを前提に、すべての機能が整っています。

ですから、**うつ病やキレやすいといった現代社会ならではの生活習慣病の改善のために規則正しい生活を心がける場合は、太陽の光を取り入れることを第一に心がけることが大切なのです。**

まず、朝起きたら、カーテンや雨戸を開けて、朝の日の光を部屋いっぱいに取り込みましょう。通勤・通学をしている人なら、なるべく日の当たる場所を選んで歩く、通勤の必要のない人は、太陽の光を感じながらウォーキングやジョギングをするといいでしょう。

セロトニンは朝につくられるので、朝の太陽光を浴びることが、セロトニン活性には最も効果的なのです。

太陽光を浴びる時間は短時間で充分です。あまり長時間光刺激を受けてしまうと、かえってセロトニン神経の自己抑制機能が働いてしまうからです。

最も効果的にセロトニンを活性化させるのは、太陽の光を三十分程度浴びることです。そして、いくら光刺激が必要だといっても、直接太陽を見るようなことは、網膜を傷めてしまうので絶対にしないように気をつけてください。太陽の光の降り注ぐ場所で景色を眺めるだけで、セロトニン神経は充分に活性化します。

朝、部屋の中に陽光をたっぷり取り込み、家の近くを少し散歩する。または、通勤通学のときになるべく日の当たる場所を選んで座ったり歩いたりする。特別なことをしなくてもそれだけで、太陽の恩恵は充分に得られるので、ぜひ毎日の生活に取れ入れてください。

「不眠症」はセロトニンで解消できる！

私たちの脳は自前の「睡眠薬」を持っていて、夜になるとちゃんとその睡眠薬を出すことで健やかな眠りについています。その睡眠薬というのが、脳の中の松果体という部分から分泌される「メラトニン」というホルモンです。

そして、**メラトニンが出る条件は何かというと、太陽が沈み、「暗くなる」ということなのです。**

ですから夜になっても寝られないという人は、このメラトニンが不足していることが原因で不眠になっているのです。そして、このメラトニンの材料となっているのが、実はセロトニンなのです。

うつ病の人やストレスの多い生活を送る人は、不眠を訴えることが多いのですが、これもセロトニン不足から説明ができます。

つまり、日中にセロトニンがきちんとつくられていないと、夜になっても充分なメラトニンがつくれず不眠になってしまう、というわけです。

日中に身体を使ってよく遊んだ子供は、夜になるとぐっすり眠りますが、これも、日中身体を使ったことでセロトニンがたくさんつくられているからです。

セロトニンとメラトニンの関係が明らかになる以前は、睡眠薬が処方されることが多かった不眠外来でも、最近では生活習慣を聞き、セロトニン不足が原因だと判断した場合は、薬に頼らず、「寝られなかったら、朝早くからウォーキングをしてください」と指導します。そうして日中にセロトニン神経を活性化させておけば、夜は電気を消しさえすればたっぷりメラトニンが出て安眠できるからです。

このメラトニン、きちんと分泌されると、実は安眠の他にもよいことがもう一つあるのです。**それはアンチエイジングの効果です。**

メラトニンは抗酸化物質の一つで、夜ぐっすり眠らせてくれると同時に、日中活動している間に発生してしまう悪玉物質「活性酸素」を処理してくれるのです。

日本やヨーロッパ諸国ではメラトニンは医薬品ですが、そのアンチエイジングの効果の高さから、アメリカではメラトニンがサプリメントとして販売されています。

でも、私はこれに一抹の不安を感じています。なぜなら、一部のサプリメントには、原料として動物の脳の松果体から抽出している、と表示されているものがあり、狂牛病の原因とされる異常プリオンに汚染されている危険性があるからです。

メラトニンは化学的に合成することも可能なので、狂牛病の心配のない、薬としてつくられたものも販売されていますが、やはり最も安全なのは、自分の脳がつくるメラトニンです。

メラトニンの豊富な睡眠をとるために心がけていただきたいのは、まずは日中に太陽の光やリズム運動によってしっかりとセロトニン神経を活性化させておくこと。

そしてもう一つ。**夜、太陽が沈んでいる間に睡眠をとるということです。**

徹夜で仕事をして朝になってから寝る人がいますが、これはメラトニンの分泌を考えるなら、最悪の睡眠です。なぜなら、太陽が昇ってからではいくら寝てもメラトニンは分泌されないからです。

つまり、身体の疲れはとれるかもしれませんが、アンチエイジングの効果はまったくないということです。

ですから、深夜勤務があり不規則な生活を余儀なくされている人や、徹夜仕事が続いている人は、手入れをしても肌荒れがなかなか治らないという人が多いのです。

しかし本当に怖いのは、その肌荒れの奥に潜んでいる活性酸素の存在です。

私はよく活性酸素を、火を燃やしたときに出る「煤《すす》」にたとえるのですが、メラトニンが出ない睡眠を続けるということは、身体の中の煤掃除が行われず、ずーっと煤が溜まっていくということです。

煙突の中に煤が溜まると火を燃やしても不完全燃焼を起こしてしまうのと同じで、私たちの身体も活性酸素が溜まると、多くの場所で病気の原因となってしまいます。

太陽とともに起き、日没とともに眠る。

そうした太陽に合わせた規則正しい生活を送ることが、人間が健康で生きるために最もよい生活サイクルなのです。

「ちょっとした工夫」でリズム運動を習慣化する方法

さて、これまではセロトニン神経を活性化させるものの一つ、「太陽の光」について詳しく見てきました。

しかし、太陽に合わせた生活をすることがよいとわかっていても、現代社会の中で生きる私たちには、さまざまな事情でそれができないことも数多くあります。

また、太陽を充分に浴びたくても、冬になると雪が多く、なかなか太陽が姿を現してくれない地域に住む人もいます。

仕事で一日中パソコンと向かい合っているので、セロトニン神経がダメージを受けやすいという人もいるでしょう。

どんな環境にも負けず、日々セロトニン神経を活性化させるためには、太陽に合わせた規則正しい生活を心がけるとともに、**セロトニン神経を高めるもう一つの秘訣《ひけつ》、「リズム運動」を行う習慣を身につけることが必要です。**

たとえ太陽の光を浴びる環境でなくとも、リズム運動を取り入れるだけでストレスは解消され、生活は大きく変わります。

リズム運動にはさまざまなものがありますので、ぜひ自分の生活に合ったものを選び、取り入れてほしいと思います。

リズム運動というのは、**「一定のリズムを刻みながら身体を動かすこと」**なので、人間は、生まれてから死ぬまでずっと、意識をしなくても何らかのかたちで「リズム運動」を行っているといえます。

たとえば、産声とともに始まる「呼吸」は、人間が最初に行うリズム運動です。お乳を吸うのも、泣き続けるのも、赤ちゃんにとっては立派なリズム運動です。

そして離乳食を食べるようになると、食べものをかむ「咀嚼《そしゃく》」のリズム運動も加わります。また、ハイハイや歩くことができるようになると、リズム運動の幅はぐっと広がっていきます。

リズム運動は、成長に伴いさらにその種類を増やしていきます。ウォーキング、ジョギング、マラソン、サイクリング、水泳、エアロビクス、スクワット、ダンス等々。

リズム運動は一定のリズムを身体が刻みさえすればよいのですから、激しさは必要ありません。

もちろん、座禅に用いられる腹筋を使って、ゆっくりとしたリズムで行う腹式呼吸も、立派なリズム運動です。

同様にヨガや太極拳《たいきょくけん》、お経を上げたり念仏を唱えることも呼吸を意識して行うものなので、立派なリズム運動といえます。

ちょっとユニークなものとしては、ガムをかむことや、太鼓を叩《たた》くことも一定のリズムで行えば、リズム運動となり、ちゃんとセロトニン神経を活性化できるのです。

セロトニン神経を活性化させるという点では、激しい運動の方がより効果が高いというようなことはありません。ウォーキングもマラソンも、同じようにセロトニン神経を活性化させるので、無理に激しい運動をする必要はないのです。**むしろセロトニン神経を鍛えるためのトレーニングでは、無理は禁物です。疲労してしまうとかえって効果が低くなってしまうからです。**

私は幼稚園の園児を対象に、運動とセロトニン神経の活性度について、さまざまなデータを取っていますが、その中にとても興味深いデータがあります。それは、同じセロトニントレーニングを行っても、遠足の翌日はトレーニングをしたことによってかえってセロトニンの数値が下がってしまう子供が多いというものです。

見た目には、園児たちは普段と変わらず元気に運動しているように見えたのですが、やはり身体には前日の遠足による疲労が蓄積されていたのでしょう。それほど大きな下がり幅ではありませんでしたが、平均値でおよそ一〇～二〇％下がってしまったのです。

リズム運動は、最低五分間行えば、脳の中でセロトニン神経が活性化し、セロトニンの放出量が増えることがわかっています。

たったの五分です。

ですから疲れているときはあまり無理をせず、その日の体調に合わせて五〜三十分の間で、時間を調節しながら行うようにしてください。

リズム運動を行う時間は、長くても三十分程度で充分です。長くやったからといって、それだけ多くセロトニンが出るわけではありません。

大切なのは「長時間」行うことではなく、「長期間」続けて行うことです。

セロトニン神経は、毎日の生活の中で、少しずつその機能を低下させてしまいます。ストレスに勝つことのできない人間にとって、それは仕方のないことです。でも、だからこそ毎日セロトニン神経を活性化させて、日々ストレスで下がってしまう初期値をもとに戻すことが大切なのです。

図 3-5　疲労がセロトニン濃度に与える影響

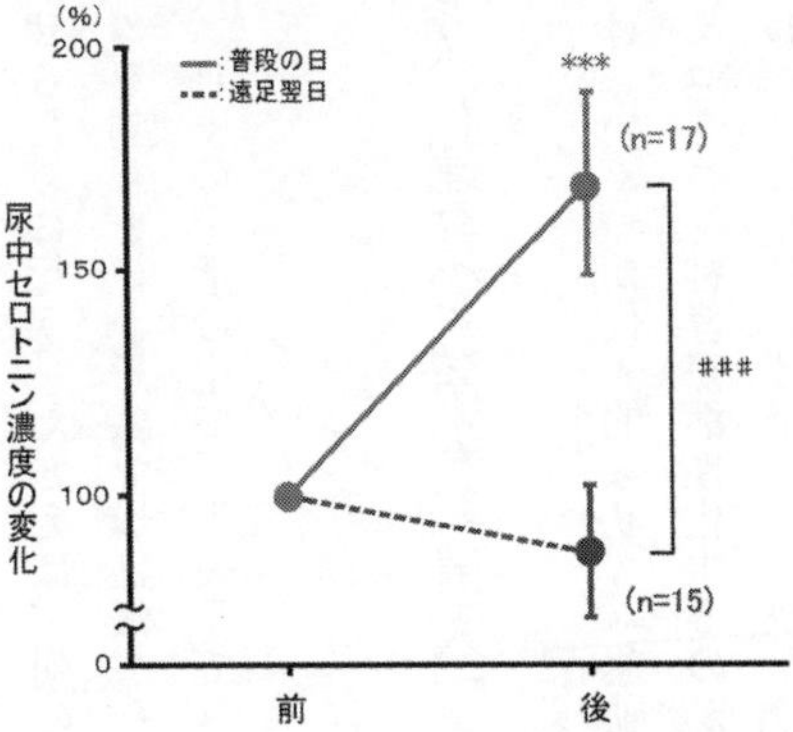

リズム運動自体は何を行ってもいいので、自分で楽しみながら続けられるものを選んでください。これなら一生続けられる、そういうものを選ぶのが理想です。

もちろんいくつかの運動を組み合わせて行うというのもいい方法です。

たとえばジョギングを行うと決めていても、雨が降るといきなりテンションが下がってしまいます。そんなときは晴れたらジョギング、雨だったら室内で呼吸法と決めておくと、毎日続けることができます。

病気で安静が必要な人や、身体が不自由な人も、呼吸法やガムかみ、歌を歌うなどのリズム運動であれば生活に取り入れることが可能です。

普段の生活の中で行っていることを、ちょっと意識してセロトニン神経を活性化させるために行う。たとえば、朝の通勤時にだらだらと惰性で歩いていたのを、リズムを刻むという意識で歩けば、それだけでも効果はあるのです。ぜひみなさんも、日々の生活の中で、工夫してみてください。

リズム運動の効果を「最大」まで高めるコツ

では、いくつか代表的なリズム運動を取り上げ、どのようなことを意識して行えばセロトニン神経が活性化するのか、具体的に見ていきましょう。理論的な部分がわかりにくければ飛ばして読んでいただいてもかまいませんので、あなたの生活に合ったトレーニングの方法を見つけてください。

【呼吸法】

呼吸は生まれてから死ぬまで、絶えず行われているものです。この、普段は無意識に行っている呼吸も、ちょっと意識して行えば、セロトニン神経の活性化につながります。

普段の呼吸をトレーニングに変える最大のポイントは、腹筋の収縮を意識して行うということです。

お腹《なか》を出したり引っ込めたりして行う呼吸を「腹式呼吸」といいますが、実はこの腹式呼吸には、横隔膜呼吸と腹筋呼吸の二種類があります。

実はこの二つ、見た目には似ているのですが、身体の中で使われている筋肉は全然違うのです。もちろん、その効果も違います。そして、セロトニン神経に活性化をもたらす呼吸法は、腹筋を使って行う腹筋呼吸の方なのです。

では、両者の呼吸は何が違うのでしょうか。

まず横隔膜呼吸の方から見てみましょう。

「お腹を使って呼吸をしてください」と言ったとき、ほとんどの人は、まずお腹を膨らませながら息を大きく吸い込みます。この、初めに「吸気」から入るのが、横隔膜呼吸です。普段のフラットな状態から、横隔膜を意識的に下げることで肺の容量を広げ、呼吸の量を増やすのが横隔膜呼吸なのです。

横隔膜呼吸で意識するのは吸気、つまり息を吸うときです。めいっぱい息を吸い込めば、吐くことは意識しなくても自然と行われます。

これに対し腹筋呼吸法は、まずフラットな状態から「呼気」、つまり息を吐くことから始めます。吐いて吐いて、もうこれ以上は吐けないというところまで息を吐くと、吸気は意識しなくても自然と行われます。

これが腹筋呼吸法です。

たとえるなら、バネを引き伸ばしてパッと手を離すようにして行う呼吸が横隔膜呼吸。バネをこれ以上縮まないというところまで圧縮してパッと手を離すように行う呼吸が腹筋呼吸ということです。

座禅でもヨガでも太極拳でも、リズム運動に用いられている呼吸法は、すべてこの「呼気」を意識して行う腹筋呼吸法です。

意識するのは、「まず呼気から行うこと」それだけなので、慣れてしまえば簡単にできます。

この呼吸法は、ウォーキングやサイクリングなど、日常のあらゆる場面に用いることができるので、呼吸法の基本としてしっかりと身につけていただきたいと思います。

【座禅】

座禅は、深い腹筋呼吸に瞑想《めいそう》を組み合わせたものです。

お寺などで行う場合には、足の組み方や、姿勢を維持すること、雑念の祓《はら》い方などの指導も行われますが、セロトニン神経活性化のために個人で行う場合には、あまりいろいろなことを意識せず、まずは腹筋呼吸を徹底的に極めるという意識で行うことをおすすめします。

姿勢を気にしても、セロトニン神経が弱っている人は、抗重力筋も弱っているので姿勢を維持することができないからです。姿勢は、セロトニン神経が活性化されれば、抗重力筋が強化され自然とよくなっていきます。

座禅のときに行う腹筋呼吸は、無理のない程度で、でもできるだけ吐ききることを意識し、ゆっくりとしたテンポで行うようにします。

禅宗の僧侶《そうりょ》など座禅に熟達した人の中には、三十秒かけて息を吐き、十秒以上かけて息を吸うという驚異的にゆっくりとした腹筋呼吸ができる人もいますが、これは何十年もの修行の結果です。一般的には十二秒ぐらいかけて吐き、八秒ぐらいかけて吸うという一呼吸二十秒程度の呼吸を目指すのがいいでしょう。もちろん最初は二十秒で一呼吸も難しいと思います。初めのうちは無理をせず、苦しくならない範囲で、できるだけゆっくりとした腹筋呼吸を心がけるようにしてください。

もう一つ、座禅を行う際に注意してほしいのは、目を閉じないことです。

座禅では「半眼」といって目を閉じずに行うよう指導されますが、これは脳の働きからみても大きな意味があることなのです。

目を閉じると、心身ともにリラックスしたときに現れる脳波「α《アルファ》波」が出るのですが、これは、α波の中でも八〜一〇ヘルツというゆっくりとしたものです。でも、目を開けたまま座禅を行っていると、五分を過ぎたあたりから、目を閉じたときとは異なるα波が出てきます。これは一〇〜一三ヘルツという速いもので、リラックスと同時に脳が「爽快《そうかい》ですっきりした感覚」になったことを示すものです。

実は、この速いα波こそがクールな覚醒をもたらしているものだったのです。

【ウォーキング、ジョギング】

一定のリズムで歩けば、セロトニン神経はそれだけで活性化します。でも、あまりだらだら歩いてはいけません。**セロトニン神経を活性化させるためには、時速五〜六キロ程度のスピードで、二十〜三十分程度のウォーキングを行うのがいいでしょう。**

このとき、腹筋呼吸を併用すると、効果はさらに上がります。

ウォーキングの場合は、歩くテンポに合わせることが必要なので、「ハッハッハッ」と腹筋を使いながら三回続けて呼気を行い、次いで「スー」と一回リズミカルに吸気を行うようにしてください。基本的にはこの呼吸は鼻で行いますが、苦しい場合は口から吐いてもかまいません。でもその場合も吸気は鼻で行うようにしましょう。

ジョギングの場合のスピードは、最初は時速八キロぐらい、慣れてきて物足りなくなったら一〇キロぐらいまでピッチを上げてもいいでしょう。

ピッチが速くなると、呼吸量も多くなるので、ウォーキングのときの「三呼一吸式」を「二呼二吸式」、つまり「ハッハッ、スースー」と、二回吐いて二回吸う呼吸にすると、リズムにも乗りながら楽に呼吸ができるようになります。

【咀嚼】

ものをかむことがリズム運動になるなんて、と思うかもしれませんが、これも意識して行えば、ちゃんとセロトニン神経を活性化させてくれます。

朝ご飯を抜いた子供は、朝ご飯をきちんと食べた子供と比べて、午前中の授業

に対する集中力が低いといいますが、これは朝ご飯を食べるときの咀嚼によって、セロトニン神経を活性化させたか、させていないかの違いでもあるのです。

ガムも一定のリズムでかめば、セロトニン神経を活性化させることができるので、忙しい人にも手軽にできるリズム運動といえます。

ただ、リズム運動は同時に言語脳を使ってしまうと効果が下がるので、あまりいろいろなことを考えながら行うのではなく、ある程度「かむこと」に集中して行った方が効果は高くなります。

言語脳とは、言葉をしゃべったり、本を読んだり文章を書いたりするときに働く場所です。テレビや映画を見るのも、言葉を聞き理解することが必要なので言語脳が働きます。ですから、リズム運動をするときは、こうしたことをしながら行うのは避けなければなりません。

映画やテレビを見ながらのリズム運動はよくありませんが、リズミカルな音楽を聴きながら行うのは、集中力が増すので効果が高まります。

リズム運動は、上手に組み合わせると、相乗効果が望めます。

たとえば、朝のさわやかな陽光の中でリズム運動を行ったり、ウォーキングに呼吸法を合わせたり、リズミカルな音楽を聴きながらジョギングをしたり。どれも単独で行うより高い効果が表れます。

上手に組み合わせて、無理なく楽しみながらストレスに強い身体づくりを工夫してみてください。

「できる人」はみんなセロトニン神経の達人だった!

毎日ハードなスケジュールで忙しく仕事をしているのに、心身ともにいつも元気な人はいます。普通の人よりも多くのストレスを受けているはずなのに、そんな様子はまったく見せないのです。芸能界で活躍している人、経済界で活躍している人、スポーツ選手。そういう人たちの生活習慣を聞くと、みんな何らかのかたちでリズム運動を上手に日常に取り入れていることがわかります。

先日、あるテレビ番組でＴＯＫＩＯの国分太一さんと話す機会があったのですが、彼は朝六時半に起きてジョギングをしていると言っていました。

八十歳を過ぎても舞台で主役を務めている森光子さんが毎日スクワットを行っていることは有名ですが、あれも典型的なリズム運動の一つです。

故人ですが、楽壇の帝王と呼ばれた世界的な指揮者カラヤンは、指揮をする前に必ずヨガを行っていたといいます。

会社の経営者やエグゼクティブと呼ばれるビジネスマン、政治家や医者など、ストレスの多い世界で活躍している人の多くも、朝ジョギングをしたりジムへ通っていたりします。中には座禅や瞑想を習慣にしているという人も珍しくはありません。

こういう人たちに「お忙しいのに、よく続きますね」と言うと、ほとんどの人が**「やっていると、調子がいいからね」**と答えます。

セロトニン神経の活性化の恩恵を、彼らは自分の身体で実感しているのです。

スポーツ選手は基本的に日々身体を動かしているので、セロトニン神経が活性化している人が多いのですが、その中でも飛び抜けてよい成績を残しているイチロー選手は、まさにセロトニンの達人といっても過言ではないと思います。

イチロー選手を見ていると、守備につくまでのランニングや守備位置についてからの身体の動かし方など、絶えずリズミカルに動いていることがわかります。つまり、休むことなくセロトニンを活性化させているのです。

どんな世界でも第一線で活躍している人は、人前では言わなくても、みんな自分なりのやり方でリズム運動を生活の中に取り入れているということです。

セロトニンを高める秘訣は「太陽の光」と「リズム運動」。

決して難しいことではありませんので、ぜひ今からでも実践してみてください。

それだけで、身体的ストレス、さらには人間特有の「脳ストレス」にも確実に強くなれるのです。

第4章
どうして涙を流すとスッキリするのか

ストレスは「涙」の力で解消できる！

セロトニン神経が鍛えられていれば、その五つの働きによって、朝はスッキリと目覚め、交感神経が適度に緊張しているので元気がみなぎり、身体もスムーズに動きます。同時に、姿勢がよく、目には力がみなぎり、心の面でもわだかまりも不安もない非常に安定した精神状態でいられます。その上、痛みにも強くなるというのですから、セロトニン神経さえ鍛えていれば、ストレス対策は万全のように思えます。

でも、実は一つ、大切な働きがセロトニン神経にはないのです。

それは、「免疫系を強める」という働きです。

実は、いくらセロトニン神経を鍛えても、病気に対する抵抗力はまったくつか

ないのです。

ストレスには二つの経路がありました。

視床下部から下垂体↓副腎《ふくじん》皮質↓免疫力低下↓身体的病気、という「身体的ストレス経路」と、視床下部から脳幹・縫線核↓セロトニン低下↓精神的病気に至る「精神的ストレス経路（脳ストレス経路）」です。

セロトニン神経を鍛えると、日々ストレスで弱るセロトニン神経の機能を回復させることができるので、精神的ストレス経路の動きを抑制することができます。でも、いくらセロトニン神経を鍛えても、身体的ストレス経路には直接の影響を与えられないのです。

ストレス経路はどちらか一つが動けばもう一つも悪くなる、逆にどちらかがよくなればもう一方もよくなるというものではありません。

事実、気力ややる気はまったく失っていないのに、ストレスで胃潰瘍《かいよう》になる人もいれば、反対に、うつ病になったけれど、身体はいたって健康という人もいます。どちらも病気の原因はストレスですが、症状はまったく違います。これは、どちらのストレス経路がより強く反応したかによって、結果が違うものになっているのです。

自分はどちらの経路の影響が出やすいのか、つまり、ストレスが身体に出やすいのか、精神面に出やすいのか、自分のウィークポイントを知っておくことも、ストレスと上手につきあっていくためには大切なことです。

精神的ストレス経路は、セロトニン神経を鍛えることである程度抑えることができることがわかりました。

では、身体的ストレス経路はどうすれば抑えられるのでしょう。

ここで思い出していただきたいのが、人間に備わっているもう一つの抗ストレス能力、「涙」の存在です。

実は、この「涙」にこそ、身体的ストレス経路にも対抗しうる力が秘められているのです。

私たちの目から流れる「三つの涙」とは

一言で「涙」と言っても、人間の涙は一つではありません。

私たちは三種類の涙を持っています。

一つ目は「基礎分泌の涙」。これは、目を保護するために常に目を潤している涙です。疲れ目や長時間のパソコン仕事、エアコンの普及などが原因で増えている「ドライアイ」は、この基礎分泌の涙が不足してしまう疾患です。

二つ目は、目にゴミなどが入ったときや、タマネギを切ったときに流れる「反射の涙」です。これは、目に入った異物を洗い流すための涙です。

そして三つ目が、悲しいときや感動したときに流す「情動の涙」です。**これは人間にしか流せない涙であり、抗ストレス能力を持っているのもこの涙です。**

子供が転んだとき流す涙は、痛みに対する反応なので、反射の涙だと思っている人も多いのですが、実は違います。これも「情動の涙」です。

このことを説明するためにも、私たち人間が成長の過程でどのように涙を流してきたかを見ておきましょう。

人間は「産声」と呼ばれる泣き声を上げながら生まれてきます。でも「泣き声」といっても実際には、新生児は涙を流してはいないのだそうです。

私たちが「涙」を流すようになるのは、一歳ぐらいになってからです。

人が最初に涙を流す原因は、身体的ストレスです。お腹《なか》が空《す》いたり、のどが渇いたり、おむつが濡《ぬ》れたり、痛みを感じたりと、何らかの「不快＝ストレス」を感じることによって泣くのです。

赤ちゃんのうちは、単純に泣くことでストレスを解消します。

しかし、成長していくに従い、この涙にもう一つ別の目的が加わっていきます。それは、涙を流すことで、親や周囲の人に、自分がストレスを感じていることを理解してもらい、そのストレスを受け取って処理してもらうという目的です。

赤ちゃんのうちは、単にストレスに対する反応として泣くのですが、泣けばミルクをもらえる、泣けばおしめを替えてもらえるということを繰り返していくうちに、泣けば不快を取り除いてもらえることを、経験を通して学びます。

こうして、幼い子供はストレスを親に解消してもらうために、泣くようになっていきます。

たとえば、子供は誰もいないところでは転んでもすぐには泣きません。そして、親など自分のストレスを理解してくれそうな人の姿を見つけた途端に泣き出します。

これは「涙」が単に痛みの緩和のために流されているのではなく、「ママ、僕の痛みをとって！」と訴えるために使われていることを意味しています。

つまり、言葉をうまく使えない幼い子供は「ストレス泣き」を、親子間の「非言語によるコミュニケーション（ノンバーバルコミュニケーション）」のツールとして使っているのです。

そうした幼い子供のストレス泣きも、成長していくと抑えられていきます。

「そんなことぐらいで泣かないの」「男の子が泣いていたらおかしいわよ」「もうお姉ちゃんなんだからがまんしようね」などと親や周りの大人たちから言われる

ことによって、泣くというコミュニケーションにはもう応じてもらえないことを知るからです。

そして、ノンバーバルコミュニケーションではなく、言葉で自分の気持ちや状態を周囲の人々に伝えることを学習していくのです。

ちなみにこのとき涙を抑えることができるようになるのは、脳科学的にみると、「小脳」の発達によるものです。小脳というのは、「運動」に関する脳です。つまり、「泣く」という運動を小脳が抑制することで涙を止めているのです。

ストレス泣きを卒業した子供は、その後、青年期にかけて新たな涙を流すようになります。

その一つは、自尊心が傷つけられたり、勝負に負けたことによる「悔しさ」に耐えられなかったときに流す「悔し涙」です。そしてもう一つ、好きな人との別れなど「悲しみ」に耐えかねたときに流す「悲しみの涙」です。

幼い子供の涙が「ストレスをわかってもらう」ためのものだとすると、これは、「自分の抑えきれない感情の発露」だといえます。悔しい、悲しい、寂しい、つらいといった自分の感情を自分で処理するために涙を流しているのです。

ところが、こうした「悔し涙」や「悲しみの涙」も、大人になると人前で流すことは許されなくなります。

そして、大人になって流すようになるのが「感動の涙」です。

感動の涙は、幼い子供は流しません。これは人間固有の涙であるとともに「大人の涙」でもあるのです。

なぜ、幼い子供は感動の涙を流せないのかというと、この涙のベースにあるのが「他者に対する共感」だからです。

映画やドラマを見て感動して流す涙、オリンピックで活躍した選手の流す涙に誘われて一緒に流す涙、それが感動の涙です。これらはどちらも相手の喜びや悲しみを自分も一緒に感じることによって生じる涙です。幼い子供がこの涙を流せないのは、まだ経験が少なく「共感」そのものがきちんとできないためです。

脳で「共感」に関するのは、共感脳と呼ばれる「内側前頭前野」だとお話ししましたが、実際、感動の涙を流している人の脳の血流量を測定すると、内側前頭前野の血流が増加することがわかっています。

子供は、さまざまな涙を経験することで、前頭前野を鍛え、共感の涙を流せる大人の脳へと成長していくのです。

「情動の涙」には「スイッチング効果」が表れる

ストレスをわかってもらうための涙も、悔し涙も、悲しみの涙も、そして感動の涙もすべて「情動の涙」に含まれます。

人は、こうしたさまざまな情動の涙を経験しながら成長していきます。

実は、情動の涙なら、どの涙を流しても、脳にとってはストレス解消になります。なぜなら、涙を流す「涙腺《るいせん》」は、副交感神経のコントロール下にあるからです。涙は、副交感神経の興奮によって流れているということです。

もう少し詳しくお話ししましょう。

一般的に「ストレス状態」というのは、交感神経の緊張が非常に高まっている状態をいいます。

人間は起きている間は交感神経が優位に働くので、覚醒《かくせい》状態にある限り、高まってしまった交感神経の緊張を緩めることはなかなかできません。この緊張を緩める最もシンプルな方法は、寝てしまうことです。寝てしまえば身体は自然と副交感神経優位に切り換わり、交感神経の緊張は緩むので、ストレスも緩和されます。ぐっすり寝た翌朝スッキリするのは、ストレスが軽減されるからなのです。

このように、基本的には、起きている間は交感神経の優位を簡単には切り換えることができません。しかし、覚醒状態にありながら（起きた状態のまま）、副交感神経優位に変える方法が一つだけ存在します。

それが「情動の涙を流す」ことなのです。

では、どういうときに私たちは情動の涙を流すのでしょう。

一言で言うと、それは、「脳ストレス」を感じたときなのです。

まず、子供が泣くのは「不快」が原因ですから、精神的なストレスが原因であることは明らかです。思春期から青年期に流すことが多い「悔し涙」や「悲しい涙」も、悔しい、悲しいという不快から生じているのですから、やはりストレスが涙の誘因になっています。

感動の涙はストレスではないように思うかもしれませんが、実はこれもストレスが関係しています。

たとえば、オリンピック選手などは、試合が終わるまでは大変なプレッシャーと戦っているわけですから、これはとても大きなストレスです。そのずっと戦ってきたストレスから解放されるのが、試合が終わったときであり、表彰台に上るときです。

彼らが、こうした瞬間に泣くのは、長いストレス状態から解放されるからです。そして、それを見て一緒に涙を流す人も、選手に共感することによって、「ストレスからの解放」をともに体験しているのです。ストレスからの解放を体験するということは、そこに至るまでのストレスも共有しているということです。

ドラマや映画で泣くのも、基本的には同じです。

主人公や感情移入をした登場人物の人生を、ドラマを見ることで疑似体験し、そのときの気持ちに共感したことによって涙が流れるのが感動の涙だからです。

さまざまなストレスを感じることで交感神経が高まり、そこから解放されることで涙が流れ、副交感神経優位のリラックス状態に移行する、というわけです。

情動の涙が流れるとストレスが解消されるのは、脳内が交感神経の緊張状態から、副交感神経優位にスイッチングされるからなのです。

ところが、ストレスが溜《た》まって苦しくても、「泣きたいのに泣けない」という症状を訴える人たちがいます。

それはうつ病の患者さんです。

うつ病の人たちが泣きたくても泣けないのは、前頭前野の機能低下が原因です。

なぜなら、情動の涙にはどれも前頭前野がかかわっているからです。

単なる不快から生じるストレスには仕事脳が、悔し涙や悲しい涙は、快が得られなくなったストレスが関係しているので学習脳が、そして共感を必要とする感動の涙には共感脳がそれぞれかかわっています。そのため、これらの脳がきちんと機能しないと、泣きたくても泣くことができなくなってしまうのです。

普段私たちは、「泣こう」と思って泣くわけではありません。

涙が次第にあふれてきて、抑えようとしても抑えきれずに泣いてしまう、そして一度涙が流れると、止めようと思ってもなかなか止まらないというのが自然な涙です。

こうした状態になるのは、脳の中で過緊張からリラックスへのスイッチングが行われるからですが、うつ病の人は、脳の機能が低下してしまっているために、スイッチングを行うことができないのです。これが「泣きたくても泣けない」という状態の正体です。

では、どうすれば泣けるようになるのでしょうか。

地道な方法ですが、やはりセロトニン神経を鍛えて共感脳の機能を高めるしか方法はないのです。

涙を流すには共感脳の働きが絶対に必要です。

もし、うつ病の人が泣きたいときに泣けるようになったとしたら、それはもう病気の回復が始まっている証拠なのです。

涙によってストレスが解消するメカニズム

人が感動の涙を流すとき、いったい脳の中では何が起きているのでしょう。

私たちは、それを知るために、一つの実験をしました。感動的な映画を見てもらい、その人が感動の涙を流すときに脳がどのような変化を見せるのか、主に血流量の変化を中心に観察するという実験です。前にも述べましたが、血流が多くなった場所は、それだけ活発に働いているといえるのです。

感動の涙を流すには、ある程度時間がかかります。

どんなに感動的な映画でも、いきなりクライマックスだけ見せられても人は感動できません。感動の涙を流すには、共感に至るプロセスを積み上げることがどうしても必要なのです。

これは別の言い方をすれば、少しずつストレスを受け入れ、交感神経を緊張させなければ「泣きたい」という状態にならないということです。このプロセスを積み上げている間は、前頭前野の血流に大きな変化は見られません。

ところが、涙を流す一〜二分ぐらい前になると、共感脳に緩やかな血流の増加が見られ始めます。

これは涙に至る「予兆期」といえるもので、このとき映画を見ている人は、感動が少しずつこみ上げてきて、胸に詰まるような感覚を体感しています。

そして泣く直前、共感脳の血量に極端な上昇が生じます。

この急上昇は十秒ほど続きますが、その間に映画を見ている人は泣き出します。

その後、血流は再び予兆期と同程度まで下がりますが、このときもまだ被験者は泣き続けています。そして、やはり一分間ほど、このやや多い状態が続いた後、通常の血流量に戻ります。

私は、最初の増量期を「号泣予兆期」、極端な急上昇期を「号泣トリガー期」、そしてその後の増量期を「号泣継続期」と呼んでいます。

図 4-1　号泣前後の共感脳における血流濃度

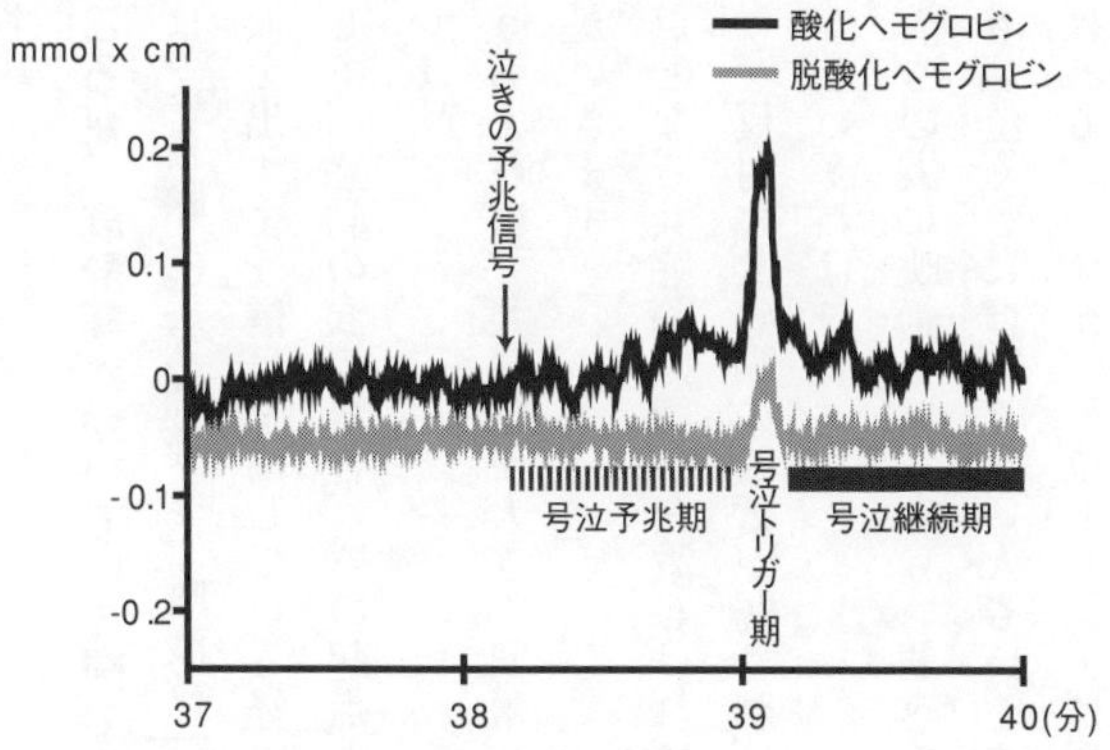

感動の涙を流すとき、共感脳は激しく興奮します。その興奮が脳全体に伝わり、それまでの交感神経の緊張状態（＝ストレス状態）から、副交感神経興奮状態へスイッチングされます。そして、このスイッチングの情報が脳幹の上唾液核《だえき》（副交感神経の始点）へ伝わり、「涙」が出るのではないかと私は考えています。

目に異物が入ったときに流れる「反射の涙」は、目の角膜にある三叉《さんさ》神経を経て脳幹の上唾液核で中継され、顔面の副交感神経を刺激し、涙が流れるという仕組みになっています。そのため、目に麻酔薬を投与すると反射の涙は流れなくなります。

ところが、麻酔薬が効いている間でも、「情動の涙」は流れるのです。ということは、「角膜→三叉神経→上唾液核」という反射の涙の経路とは別に、上唾液核に涙を出すよう信号を出している経路が脳にはあるということです。

そして、感動の涙の場合、その起点として働いているのが、共感脳だと私は考えています。

そう考えれば、共感脳が大きく興奮したときにこそ、号泣に至るということも納得がいきます。

起点となる共感脳の興奮が激しければ刺激も強くなるので、涙も多く号泣状態に至り、反対に共感脳の興奮が弱ければ、伝わる刺激も少なく、涙の出も少なくなる、というわけです。

何人もの人に映画を見てもらい調べていると、中には「うるうる」と目を潤ませても「泣く」には至らない人もいます。そういう人のデータを見ると、号泣予兆期はあるのですが、号泣トリガーは現れずに終わっています。トリガーがはっきりと出ないということは、共感脳があまり興奮していないということです。

やはり、共感脳の興奮が、涙に結びついているといえそうです。

ストレスを「解消する涙」とストレスを「増やす涙」の違い

さらに私は、映画を見る前後に脳の活性度を調べる「POMS心理テスト」も受けてもらいました。その結果を見ると、涙を流した人と、泣けなかった人では、とてもはっきりとした違いが表れました。

POMS心理テストとは、気分の状態を「緊張・不安」「抑圧」「怒り」「活力」「疲労」「混乱」という六つの尺度で測る心理テストです。

ちゃんと泣くことができた人は、混乱および緊張・不安の二項目の値が改善したのに対し、泣けなかった人はほとんど改善が見られなかったのです。被験者の実感としても、泣いた人は「スッキリした」と言うのに対し、泣けなかった人はもやもやした思いを残していました。

これは、「泣きそう」になっただけでは、共感脳が充分に興奮しないため交感神経から副交感神経へのスイッチングが起きず、ストレスが解消されないまま終わってしまうことを意味しています。

共感脳の興奮と涙の量の関係を示すデータは他にもあります。

それは、泣いたとしても、涙をほんの一粒ぽろっとこぼす程度では、やはり「号泣トリガー期」に見られるような極端な血流の増加は見られないということです。号泣トリガーと命名していることからもわかるように、極端な血流増加が見られたときには、必ずその直後に「号泣」に至ります。

また、同じ情動の涙でも、悔し涙や悲しみの涙といった、自分の感情の高まりのまま流す涙より、感動の涙のように「共感」を必要とする涙の方が共感脳の血流は大きいと考えられます。

さらに興味深いのは、意識的に涙を流す「役者の涙」です。

私たち一般人にはなかなかやろうと思ってもできませんが、役者さんは、演技

図 4-2　涙を流す前後のＰＯＭＳ心理テストの結果比較

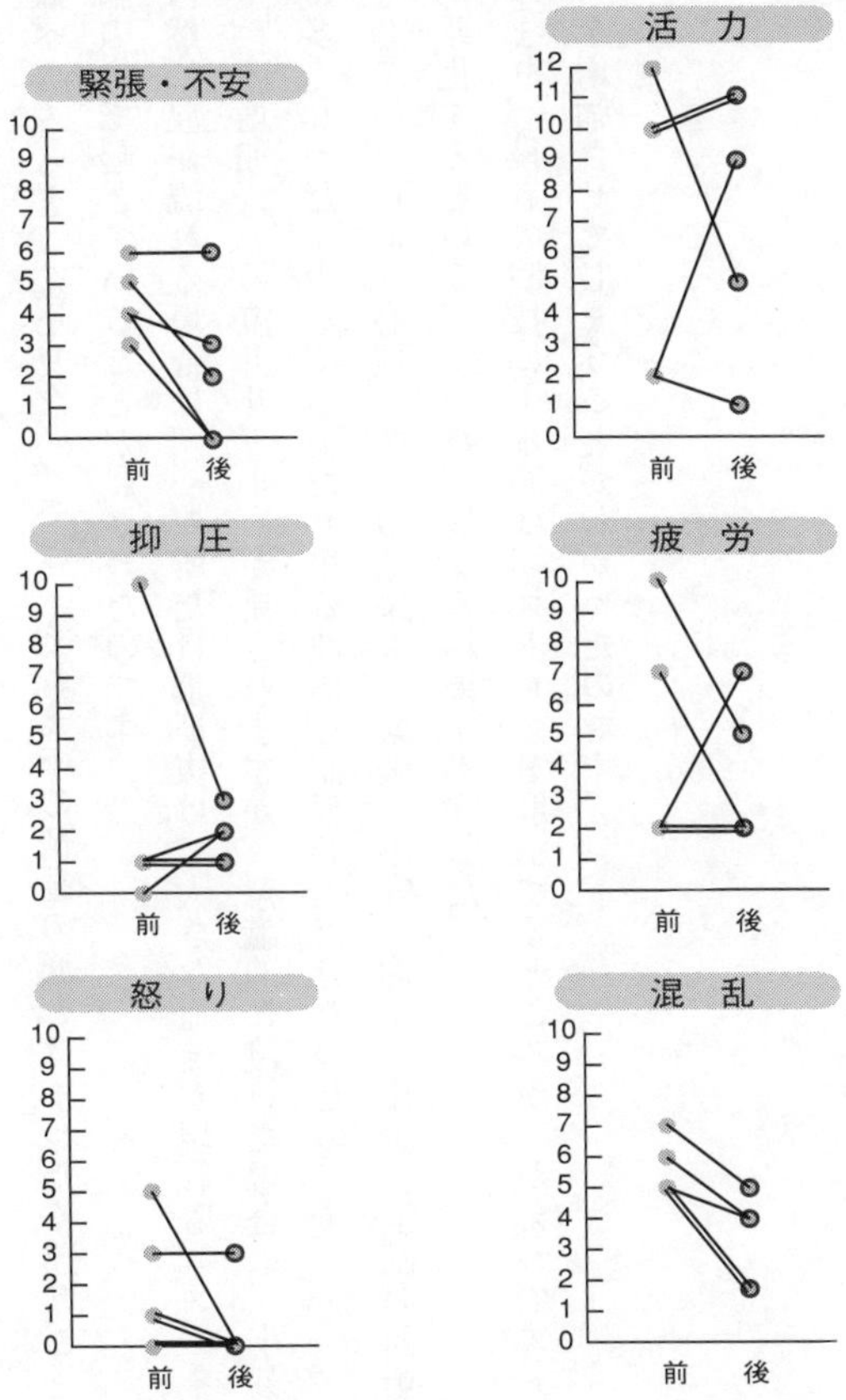

で涙を流すことができます。

調べてみると、「役者の涙」では、それまでの情動の涙とはまったく違うことが脳の中で起きていることがわかったのです。

自然に涙が流れる場合は、一か所だけ飛び抜けて大きな血流が現れる「スパイク型」の増加（＝号泣トリガー）が見られますが、意識的に泣いた場合は、小刻みに多くなったり少なくなったりする波形を記録しただけだったのです。

そして、ＰＯＭＳ心理テストの結果も、緊張・不安、抑圧、疲労、混乱の四項目が悪化するという、まったく異なる結果が出ました。

つまり、役者の演技による涙は、ストレスを解消するどころか、かえってストレスを増強させてしまうことがわかったのです。

ストレス解消には「笑い」よりも「涙」だ

情動の涙を流すことが、大きなストレス解消効果を持つことがわかりました。

では、情動の涙を流すことが、なぜ身体的ストレス経路を抑制することにつながるのでしょうか。

それは、涙が副交感神経の興奮によって流れることと関係しています。

先ほどお話ししたように、私たちの身体は、起きている間は交感神経が優位に働き、リラックスしたり眠ったりしている間は副交感神経が優位に働きます。そして、この二つの自律神経のバランスが整ったとき、最も健康な状態が保たれるようになっているのです。

ところが、不規則な生活や過度のストレスで、私たちの身体はどうしても交感神経優位に傾きがちです。特に、ストレスが溜まっている状態というのは交感神経の緊張が高まっている状態なので、ストレスが溜まっていると感じたときは、意識的に副交感神経を刺激することが、健康を維持するためには必要なのです。しかも、副交感神経を刺激することは、同時にその支配下にある免疫システムを活性化させることにもつながります。

ですから涙を流すことは、単に①ストレスを軽減させるだけでなく、②自律神経のバランスを整え、さらに③免疫システムを活性化させるという三つの効果で「身体的ストレス経路」を抑制することになるのです。

免疫を活性化させるというと、最近は「笑い」にその効果があることが注目され、医療の現場でも「笑い」を取り入れているところが増えてきています。

「笑い」と「泣き」は、正反対のことのように思われていますが、大笑いすると涙がこぼれることからもわかるように、実はこの二つは、脳の働きでみると、非常に似ているのです。

おもしろいビデオを見て笑っている人の前頭前野の血流を調べると、やはり血流が増えていることがわかります。ただ、泣きの場合と比べると、増加の程度は弱く、時間も短いものに止まり、号泣したときのような大きな変化は見られませんでした。

さらに、ビデオを見る前後のPOMSテスト結果も、泣きの場合とは少し違っていました。

号泣したときには緊張・不安と混乱が改善していたのに対し、笑いでは活力の増加が大きく現れていたのです。

つまり、同じようにストレス解消力があるといっても、涙を流したときは「スッキリ」し、笑った場合は「元気が出る」という違いがあったのです。

実験結果から、「笑い」にもストレス解消の効果があることがわかりましたが、それは涙による効果よりは遥かに小さなものだといえます。

脳内の変化が小さければ、それだけ副交感神経への刺激も小さくなるので、**免疫の活性度合いも、笑いより泣いたときの方が大きいと考えられます。**

でも、いくら効果が大きくても、号泣するのは結構大変なので、とてもではありませんが毎日はできません。それに対し、笑いは涙より短時間ででき、身体的・精神的負担も少ないので、楽しみながら毎日でもできます。

ですから、普段は笑いで元気を出し、いざというときには号泣して、溜まったストレスを洗い流してしまうというのがいいのではないかと私は思っています。

また、この二つは効果も少し違うので、スッキリしたいときと元気を出したいときなどで、涙と笑いを使い分けるのもいい方法といえるでしょう。

古田敦也選手が流した数粒の涙

ストレス解消には、思いっきり「号泣」した方がいい——。

私たちは、しくしくと静かに泣くより、わんわん声を上げて泣いた方がスッキリすることを経験的に知っています。

そしてこのことは、共感脳が興奮し、号泣トリガーがはっきり現れたほうが、ストレス解消効果が高いことから、事実であることが証明されました。

でも大人になると、なかなか号泣する機会はありません。号泣どころか、映画を見て涙をこぼすのさえはばかられるというのが現実でしょう。特に男性は「男は簡単に泣くものではない」と言われて育つので、女性よりもさらに泣くことができません。

そこで、ストレス解消のためにおすすめしているのが、意識して感動の涙を流すということです。

映画館で泣くのは恥ずかしいという人でも、ひとり自室でビデオを見ながら泣くことならできるはずです。

ずっと泣くのをがまんしてきた人に、ストレス解消になるから泣きなさいと言っても、すぐには難しいかもしれませんが、号泣できればとても大きなストレス解消効果が得られるのですから、ぜひ積極的に号泣にチャレンジしていただきたいと思います。

ストレス解消を目的とした場合、泣き方にはいくつかのコツがあります。

まず、時間帯は朝ではなく夜を選ぶこと。

これは、一つには、朝はストレスがそれほど溜まっていないので、泣いても大した効果は得られないという理由があります。そしてもう一つは、感動の涙を流すにはある程度時間が必要だからです。

心身にストレスを感じている日の夜、充分な時間的余裕を持った状態で、泣くのがおすすめです。

私は実験には映画を使いましたが、あなたが泣けるものであれば素材は映画でもドラマでも音楽でも本でも何でもかまいません。内容も感動できるものであれば、恋愛ものでもスポーツものでも何でもいいので、自分の感性に合わせて自由に選んでください。

ただ、ホラーなど恐怖ものだけは避けた方がいいでしょう。

昔から恐ろしい体験をすると「血の気が引く」といいますが、恐怖映画を見ている人の脳の血流を調べた結果、実際に前頭前野における血流が減少することが確認されています。

前頭前野から血の気が引いているのですから、恐怖映画を見てもし涙を流したとしても、それは感動の涙ではないので、ストレス解消にはなりません。

もう一つ、大切なコツは、泣きたくなったらがまんをしないということです。

映画などを見て、胸にグッと詰まる感じがしたり、目が潤んできたら、がまんをせずに思いっきり涙を流しましょう。

というのも、私の言う「号泣」の定義とは、自分では涙をコントロールできない状態になるということだからです。ごく簡単に言えば、止めようと思っても、泣くという行為を止められなくなってしまう状態です。

たとえば、二〇〇七年に現役を引退した元ヤクルトスワローズの古田敦也選手は、その引退会見で、感極まって数粒の涙を見せました。あのとき実際に流れた涙は数粒でしたが、あの涙は、泣くのをがまんして、堪《こら》えに堪えたうえで流れた数粒なので、脳の中は号泣状態になっていたといえます。

胸にこみ上げてくるものがあり、言葉がしゃべれなくなる。

顔の表情をコントロールできなくなる。

がまんしても肩を震わせてしまう。

こうした状態になれば、流れた涙の量は少なくても、脳内ではスイッチングが行われています。

ですから、号泣というと、わんわん声を上げて泣くことと思われがちですが、そこまでいかなくても、**止めようと思っても止まらない状態になれば、脳内のスイッチングは完了し、充分なストレス解消効果が得られます。**

大人になればなるほど泣く機会は減る傾向にありますが、感動の涙に関していえば、いろいろな経験を積んだ大人の方が、いろいろなものに共感できるので、本当は涙を流しやすい脳の状態にあるといえるのです。

感動の涙はまさに大人のための涙です。ぜひ、ストレス解消のために、上手に活用していただきたいと思います。

人前で見せていい涙、見せない方がいい涙

いくら泣いた方がいいといっても、人前で泣くのは、時と場所と相手を選ばな

ければ迷惑行為になってしまいます。

人前で泣くというのは、子供のストレス泣きと同じで、他人に自分のストレスを押しつける行為だからです。人々はそれを無意識に感じ取っているので、目の前で泣かれると嫌な印象を受けるのです。

たとえばオフィスなどで、上司に厳しく叱《しか》られて女子社員が泣いてしまうというのは、よくあることですが、明らかに部下の方が悪くても、泣かれてしまうと上司はいきなり悪役になってしまいます。

これは、周囲の人が上司の怒りより、部下の涙に共感してしまうからです。

このように、「泣く」というのは、非常に強い影響力を持った行為です。

周りの人は泣かれると、なかなかそれを無視することはできません。

それだけに時と場所と相手を選んで泣くことは、大人としての最低限のマナーとして気をつけてほしいと思います。

大人が人前で流していい涙の代表は、スポーツの大会などで見られるアスリートの涙です。これは、人前で泣くという行為自体は同じですが、嫌がられるどころか、多くの人に感動をもって受け入れられます。

この二つの涙はどこが違うのでしょう。

スポーツ選手の涙が許されるのは、それがストレスの最中ではなく「完結時」に流される涙だからです。選手は試合が終わり、長いストレス状態から解放され、喜び、または悲しみの涙を流すのですが、その解放感は、見ている人たちにも伝わります。もらい泣きをする人は、この「ストレスからの解放」をともに味わっているのです。

つまり、上司に叱られて泣く姿を見て嫌な印象を受けるのは、その人の「ストレス」をそのまま押しつけられるからで、スポーツ選手の涙が受け入れられるのは、彼らの涙から受け取るものが「ストレスからの解放」だからです。

大人たるもの、自分のストレスを人に押しつけてはいけません。

ですから、泣いてはいけないときに、どうしても泣きたくなったら、人気のない場所に移動して、ひとりで泣くようにしましょう。声を出しても大丈夫な場所で、思いっきり号泣すれば、かなりスッキリします。

仕事も泣きたいのをがまんしてストレス状態のまま行うより、泣いてスッキリしてから気持ちを切り換えて仕事に臨んだ方がずっと効率はよくなります。**がまんすること自体、人にとっては大きなストレスです。**泣きたいのをがまんし続けるのは、心にも身体にもよくありません。人に迷惑さえかからなければいいのですから、泣きたいときはがまんしないで泣いてしまいましょう。

泣ける一作で「週末号泣」を！

いざというとき、無理をせず泣くことは大切ですが、私は、いざというときちゃんと泣くためにも、普段から定期的に感動の涙を流すことをおすすめしています。

なぜなら、感動の涙を流すことは、ストレスを消すと同時に、共感脳の機能を高めることにもつながるからです。

共感脳は、普段はあまり興奮しないクールな脳です。

そんなクールな脳が号泣する直前には、驚くほどの興奮を見せます。

私は脳の血流を測るグラフを見ているだけで、被験者が泣き出す前に、「もうすぐ号泣するよ」とわかります。

初めて私の実験を見る人は「どうしてわかるのですか？」とビックリしますが、先に触れましたように、号泣する前には必ず「号泣トリガー」が現れるので、簡単にわかるのです。

これは何を意味しているのかというと、**私たちの身体では、「泣く」という反応が起きるより前に、脳の方が変化しているということです。**

第2章でセロトニン神経を鍛えることが、共感脳の機能を高めることにつながると申し上げました。リズム運動などセロトニントレーニングをすると、共感脳の血流は確かに大きくなります。

でも、最も共感脳の血流を増やし、クールな脳を興奮させてくれるのは、「号泣」なのです。号泣は一瞬にして劇的なほどの潤いを前頭前野に与えてくれるのです。

セロトニントレーニングは毎日することが重要でしたが、号泣はとても効果が大きいので毎日する必要はありません。『週末号泣のススメ』（安原宏美著／扶桑社）という本も出ていますが、週に一回、号泣できれば共感脳は充分に潤います。

でも、今まで泣くことを自制してきた人や、セロトニン神経の機能が低下している人は、泣こうと思ってもなかなか泣けません。これもやはり、脳の機能低下によって、「脳の変化」が起きにくくなってしまっているのです。

ですから、普段からセロトニン神経を鍛えて、共感脳を潤し、たまに号泣して共感脳を大きく刺激するというのが、最も理想的な「共感脳活性法」なのです。

第3章の冒頭でご説明したように、リズム運動や太陽光の刺激によるセロトニン活性は、車でいうならエンジンのアイドリングです。エンジンがアイドリングによって温まっていないとスムーズな加速ができないように、共感脳もまた、セロトニン神経が活性化していないと、スムーズに号泣することができません。

涙で大きなストレス解消効果を得るためにも、やはり日々のセロトニントレーニングは必要だということです。

また、共感の涙は「共感」しなければ流れません。

ですから、泣くためには共感に至るプロセスが、どうしても必要です。

私は涙の実験に『火垂るの墓』という作品をよく使うのですが、おもしろいことに、以前にこの映画を見たことのある人の方が、初めて見る人より早く泣けるのです。

内容を知っているのですから、逆のように思いませんか？

しかし、実際は違います。

というのもこれは、以前見て泣いたときの「経験」が、共感に至るプロセスを短縮させてくれるからです。そして、泣き方も以前見て泣いたことのある人の方が、激しかったのです。

これは、繰り返して見たことによって、共感の度合いが深まったからだと考えられます。

実は私にもそうした「すぐに泣ける」作品が一つあります。

私の場合は音楽なのですが、『ひまわり』というソフィア・ローレンとマルチェロ・マストロヤンニの主演映画のテーマ曲を聴いただけで「泣ける」のです。これも過去にその映画を見て泣いた経験があるので、音楽を聴いただけで映像が走馬灯のように甦《よみがえ》り、「涙」のスイッチが入ってしまうのです。

「これはいつ見ても泣いてしまう」という泣ける素材を一つ持っていると、すぐに号泣状態に入れるので、ストレス解消の強い味方になってくれます。みなさんもぜひ、自分の泣ける一作を持ってください。

先ほど、涙を流すのは朝よりも夜の方が適していると言いましたが、同様に、月曜日よりは週末の方が効果は高いといえます。

一週間仕事をすれば、日々セロトニン神経を鍛えながら頑張ったとしても、やはり週末にはそれなりにストレスが溜まってしまいます。その溜まった一週間分のストレスを涙とともに洗い流せば、スッキリとした脳で休日を迎えることができます。それはきっと新しい一週間を乗り切る鋭気を養ってくれることでしょう。

なぜ男性より女性の方が泣きやすいのか

男性より女性の方が涙もろいといわれていますが、もともと持っている「泣く」能力には、男女差はないようです。

男女差が生じるのは十三歳ぐらいからで、涙の研究で知られるアメリカの生化学者ウィリアム・フレイ博士は、ちょうどその頃から男女でホルモン分泌に違いが生じるのが原因ではないかと考察しています。フレイ博士が注目した女性ホルモンは「プロラクチン」という母乳の出を促す脳下垂体ホルモンで、これが泣く頻度に男女差をもたらしているのではないかと述べておられます。

そう考えてみると、確かに子供を出産したばかりの女性はよく泣くという話を聞きます。母乳の出を促すホルモンが、涙の出にも関係しているとすれば、授乳期の女性が涙もろくなることは充分考えられます。

しかし、私の考えは少し違います。

フレイ博士が注目したのはプロラクチンでしたが、**私は女性の月経周期と深い関係を持つ「エストロゲン」という女性ホルモンの影響に注目しています。**

「女心と秋の空」という言葉があるぐらい、女性の心の状態というのは、男性よりも大きな変化を見せますが、実はこうした心の起伏をつくっているのは、エストロゲンという女性ホルモンなのです。

エストロゲンは「卵胞ホルモン」といわれるもので、男性ホルモンの場合ではそのホルモンの濃度はほぼ一定していますが、思春期以降の女性では、月経周期に応じてエストロゲンの濃度が大きく変化します。

エストロゲンの濃度は、排卵の前から少しずつ増えていき、排卵のときにマックスとなりその後は減少していきます。そして入れ替わるように今度は、プロゲステロン（黄体ホルモン）が濃度を上げていきます。

この、エストロゲンが減少する排卵から月経までの間、多くの女性がイライラしたり、気持ちが落ち込みやすかったり、泣きたくても泣けないなど、ちょうど「うつ」に近い精神状態になることがあります。これを医学的には、「月経前症候群（ＰＭＳ）」といいます。

「うつ」といえば、セロトニン神経の機能低下が関係している病気です。そこで、こうした変化に興味を持った私は、女性の脳内のセロトニン濃度とエストロゲンの濃度の関係を調べてみたのです。

すると、実に興味深いことに、両者の間には、はっきりとした「相関関係」があることがわかりました。

それは、エストロゲン濃度が高いときには、脳内のセロトニン濃度も高く、エストロゲンの濃度が低いときにはセロトニン濃度も低くなっている、というものでした。

つまり、**排卵前の女性は、セロトニン濃度が高いので、それだけ共感脳も活性化しているので涙もろくなり、月経前の女性は、セロトニン濃度が低いので、反対に泣きにくい状態にある**ということです。

女性にはこうした性周期による「泣きやすい時期」と「泣きにくい時期」があるので、男性よりも感情の起伏が激しく、涙もろいように思われるのだと考えられます。

号泣の相乗効果

大人の涙は、ひとりのときに流すのが基本ですが、ときには、人と涙を分かち合った方がよりストレスが解消される場合もあります。

それは、同じ苦しみを持つ人同士が、一緒に涙を流す場合です。

たとえば、事故などで大勢の犠牲者が出たようなケースでは、遺族の会が設けられ、互いに自分たちの思い出や経験を話し合い、涙を流し、互いの苦しみや悲しみを分かち合うということが行われます。

なぜ、同じ苦しみを持った人同士でこうしたことが行われるのかというと、**そうした人同士の方が、より大きな「共感」を得ることができるからです。**

共感の力はとても大きなものです。何しろ、映画やドラマを見て、こちらが一方的に相手に共感しただけでも涙が流れるほどなのです。同じ苦しみを持つ者同士が、互いに共感し合ったら、どれほど激しく共感脳が興奮することか、おそらく想像以上のものがあると思います。

愛する人を失った苦しみ、悲しみは、耐え難いほどに大きなストレスです。人はつらいときに、自分の苦しみを他人に共有してもらえると、気持ちが楽になりますが、その一方で、相手の共感の度合いが低いと、それを感じ取って「私の本当の苦しみはわかってもらえない」という失望感が生じてしまいます。

でも、同じ経験を共有した者同士であれば、たとえ相手が涙を流さなくても、この人たちは自分の気持ちをわかってくれているという安心感があるので失望する心配がいりません。ましてや、自分の体験を聞いた相手が、共感して涙を流してくれたら、どれほど大きな実感が得られることでしょう。

おそらく、まるで音叉《おんさ》が共鳴し合うように、互いの共感脳が共鳴し、激しく興奮すると思われます。互いに共感脳を激しく興奮させながら泣くことができれば、ひとりで号泣する以上の癒《いや》しの効果が得られると考えられます。

私はこれを、脳を発達させた人間だけが行える、「言葉を使ったグルーミング」だととらえています。

軽いものでは、サラリーマンがお酒を飲んで互いにグチを言い合うのも、言葉によるグルーミングの一つですし、失恋した友人の話を聞き、一緒に悲しんだり慰めてあげるのも、やはりこうした行為の一つだと考えられます。

そうしたさまざまな言葉を使ったグルーミングの中でも、最も効果が大きいものが、この「同じ苦しみを共有する者同士が語り合い、一緒に涙を流す」ということなのだと思います。

互いに共感し合うというのは、とても大きな喜びをもたらします。

恋人同士がデートを重ねるのも、ある意味、同じことを二人ですることによって「共感」を積み重ねているのだともいえます。

ですから、恋人同士やご夫婦などカップルで、一緒に感動する映画を見て、涙を流すというのは、とても大きなストレス解消法なのです。

パートナーのいる人は、ぜひ試してみてください。

第5章

最大の癒しは共感脳が与えてくれる

夢を恐れる若者たち

近頃の若者を見ていると、夢を持てずに苦しんでいる人が増えてきたような気がします。

私が若い頃は、世の中はもっと単純でした。

当時は日本中が貧しかったので、ほとんどの人が「健康で今よりもっといい生活をしたい」というたった一つの願いに向かっていました。

価値観が一致し、望むことがシンプルだと、それだけ生きることにエネルギーが集中しやすくなります。目標がはっきりしていれば、わき目もふらず突っ走ることができるからです。

でも、今は違います。

日本は貧しさから脱し、人々の生き方は多様化し、価値観もそれぞれに異なるようになりました。社会に多様性があるのはいいことですが、同時に価値観の乱立が、人々のエネルギーを拡散させてしまっているのも事実です。そしてこれこそが、私たちにストレスを与えている一因でもあるのです。

今も昔も「幸せに生きたい」という人間の根源的欲求は変わっていません。ただ、何が幸せなのか、どうすれば幸せになれるのか、あまりにもたくさんの道しるべがありすぎて、道に迷っているというのが、今の若者の現実ではないでしょうか。たくさんの道しるべから一つのものを選び出すだけでも、その「労力（＝ストレス）」の大きさがうかがい知れます。

つまり、この社会において夢や希望を持つことは、生きる力を持つことであると同時に、大きなストレスを受けることでもあるという二面性を持っているのです。

だからこそ、夢や希望に積極的に意識を向けることが必要なのだと思います。

夢や希望をどのように持つのか、実はそれだけで、その後の人生が大きく変わってしまうということが、脳科学的にみても明らかになっているのです。

そもそも、夢や希望は、脳にとっては「快」であり「報酬」です。

人間の脳は、本来「快」を求めるようにできています。

それが、その「快」すら求めなくなるというのは、何かプレッシャーやブレーキがかかっているということです。

たとえば、未来に大きな夢を持たず、自分はフリーターでいいという若者は、自分が社会に出て得られるであろう「快」という報酬よりも、その過程で被る「不快」を恐れる気持ちの方が大きくなっているといえます。

では、なぜそこまで「不快」を恐れるようになってしまったのでしょうか。

その原因には次の三つがあると、私は考えています。

①誰もが認めるような「明確な報酬」がなくなっている。

②最初の社会となる学校で、いじめや挫《ざ》折《せつ》など、トラウマ（心的外傷）になるようなことを経験した。

③子供の頃の育ち方が原因で、きちんと前頭前野が発達していない。

繰り返しますが、夢や希望の持ち方でその後の人生は大きく変わります。というのも、この夢の持ち方さえ間違えなければ、私たちは「セロトニントレーニング」や「涙」以上に、今の社会から受けるストレスを解消する生活を送ることができるからです。

ですから、まずは夢を持てなくなっている人に夢を持ってもらいたいと思います。そのためにも、「快（＝夢）」を求めるという自然な心に、なぜブレーキがかかっているのか、その三つの原因を突き止めて、それを外していこうではありませんか。

ブレーキを外さずに、アクセルを踏んでも車は走らないように、私たちの脳もブレーキになっているネガティブなものを先に外さないと、夢や希望に向かって走り出すことはできないのです。

自分にとっての「報酬」とは何か

あなたにとっての「報酬」は何でしょうか？

頑張ってでも手に入れたいと思うもの、もしくは、そのためなら頑張れるというもの、それがあなたにとっての報酬です。

今、多くの人が頑張れなくなっているのは、最もわかりやすい報酬が「お金」になってしまったからだと思います。

仕事をするのはお金のため。

働くということはお金を稼ぐということ。

そう考えてしまうと、職業は稼ぐことさえできれば何でもいい、ということになってしまいます。

昔、日本が右肩上がりの成長を続けていた頃は、誰もが一生懸命勉強していました。勉強していい学校に入れば、いい会社に入れ、いい会社に入れば、素敵な異性と結婚できて、子供に恵まれいい家庭が築けるという、とても単純な幸せへの道筋がありました。

でも今は、いい学校に入ってもいい会社に入れるとは限らないし、いい会社に入っても、その会社が倒産することだってあるのですから安心はできません。給与だって昔のように年々上がっていくわけではありません。

そんな中で「お金」を報酬にしてしまうと、一生懸命やっても、そこそこやっても、もらえる金額が大して変わらないのなら、頑張るのはばかばかしい、食べていければそれでいいじゃないか、ということになってしまいます。何とも夢のない価値観ですが、それも仕方ありません。

たとえば、年間百万円以上払って塾やカルチャースクールに通っているにもかかわらず、他の人と所得がほとんど同じだとしたら、頑張った分だけ費用と時間が「無駄」に終わっているように思えてしまいます。

ではどうすればいいのでしょう。

私は、そんな無気力な状態から抜け出すカギは、視線を「自分」から「自分の

周り」にいる人々に向けることだと思っています。

報酬が「お金」である場合、もう一歩踏み込んで考えてほしいのは、それは「何のため」のお金かということです。

それは、自分の生活をよいものにするためでしょうか。

それとも自分の楽しみのためでしょうか。

自分のためにお金を稼ぐというのは、どういう理由であれ、突き詰めてしまうと「私利」でしかありません。

でも、人は「私利」のためには頑張れないのです。なぜなら、人が頑張るためには、最終的に満たされることが必要であり、自分では自分を満たすことはできないからです。「快」の分だけ出続けるドーパミンと同じです。

つまり、人を満たすことができるのは、「人」だけです。

他者に自分のしたことが認められたり、喜ばれたり、自分が必要とされていると感じられて初めて人は満たされます。

ですから、自分のために稼ぐのではなく、誰でもいいので、身近な誰かの幸せのためにという視点を持つことが必要なのです。

若い頃さんざん「やんちゃ」をしていた人が、恋人ができたのがきっかけで、まじめに就職したという話は昔からよくありますが、これもそれまでその人の中になかった「他人のため」という視点が、恋人という存在によって生まれたことによる変化の一例です。

親のために、奥さんのために、子供のために、自分は仕事をしているんだと思えれば、生きる意欲も頑張る気力も、そして、夢も自然と生まれてきます。

働く目的を単なるお金にしてしまわないこと。

そのためには、自分にとって大切な誰かが必要なのです。

昔も、お金のため、生活のために働いている人はたくさんいました。でもそこには、誰かのためという「人」が必ず存在していました。働くのは、自分と自分の大切な人々が楽しく生活するために必要なお金を得るため、だったのです。

今、多くの人が夢を持てなくなっているのは、「人との関係」を手放してしまったからだと私は思います。

人々が失ったのは、「夢」や「希望」ではなく、本当は「人との関係」だったということです。

自分にとっての一番の報酬が「愛する人の笑顔」であれば、自殺する人などいないはずです。

人との触れあいが、トラウマ、うつ、引きこもりの心を癒す

自分にとっての報酬が明確になっても、身近な人のためを思っても、なかなかやる気が出ないという場合は、過去に受けた大きなストレスがトラウマとなって、心にブレーキをかけていることが考えられます。

トラウマの原因は人さまざまなので一概にこうするのがよいとはいえませんが、一つだけ知っておいていただきたいことがあります。

それは、人は人間関係で傷つくこともありますが、そうした心の傷を癒《いや》してく

れるのもまた人間関係だ、ということです。

うつ病も引きこもりも無気力も、最初のきっかけは同じ「ストレス」です。ストレスをうまく処理できず、溜《た》め込んでしまうと、セロトニン神経が弱り、それによって前頭前野の機能が低下し、さらに大脳皮質全体の働きも悪くなっていくというように、悪循環に入り込んでいきます。

この悪循環の過程で心を病んだ人は、自閉的になって、他者との触れあいを自ら拒絶していきます。もちろん、それは決していいことではありません。「人との直接的コミュニケーションの欠如」は、うつや無気力に拍車をかけることになります。

というのも、共感脳は、他者とのかかわりの中で活性化するからです。

もともと人は、その成長過程において、人と触れあうことによって「自己」と「他者」というものを確立させてきました。

最初は母親と触れあい、兄弟と触れあい、成長すると友達や先生、周囲の人々と触れあい、やがて異性とも触れあいを重ねていきます。そうした人と人との触れあいが、日常的に絶えず行われることによって、共感脳は自然と活性化され、人間らしさ、自分らしさというものをつくり上げてきたのです。

その関係の中でつらいことがあったとしても、それはある意味仕方のないことなのです。生きている限りストレスをなくすことができないように、社会生活を送っていれば、傷つくことも傷つけてしまうこともあります。

大切なのは、そうしたネガティブなものに意識を合わせるのではなく、よい人間関係に意識を向け、人との触れあいの中で共感脳を活性化させていくことです。

人はさまざまな人と出会い、さまざまなことを経験していくことによって、より幅広いものに「共感」できるようになっていきます。そして共感脳が発達すれば、脳全体が活性化し、些細《ささい》なストレスは受け流せるようになっていきます。

悪循環が進み、うつ病や引きこもりになってしまった人も、治していくプロセスで必要なのは、身近な人から少しずつ「触れあい」を持つことです。

まずは家族。それができるようになったら友達、そして周囲の人たち。ちょうど子供が共感脳を育てていく過程をもう一度なぞるようにして他者の中に自分をさらしていくと、共感脳が少しずつ鍛え直されていきます。

このとき、リズム運動などセロトニントレーニングをしながら人と接触していくことができれば、共感脳の回復は加速します。でも、うつ病になるほど共感脳が弱ってしまうとおそらく涙は流せません。共感脳の機能が戻ってくれば、自然と泣けるようになるので、それまでは無理に泣こうとしない方がいいでしょう。

時間はかかるかもしれませんが、うつや引きこもりから立ち直るには、セロトニントレーニングと人との触れあい、この二つを地道に続けていくのが、最もよい方法なのです。

脳の成長も「三つ子の魂百まで」

夢や希望を持てないケースで、最も深刻なのが、幼い頃の環境が原因できちんと共感脳を育てることができなかった人の場合です。

「三つ子の魂百まで」という言葉がありますが、これは脳科学の現場では充分考えられることです。なぜなら、**三歳までの子供の脳というのはとても激しく変化し、その変化はその人の一生に大きくかかわるものとなるからです。**

私が研究テーマとしているセロトニン神経の生後発達も、三歳までの間に激しく変化します。セロトニン神経は共感脳の発達に大きくかかわり、共感脳は大脳皮質のコントロール役を果たすのですから、そのときにどのような育ち方をするのかというのは、脳全体の発育にとってとても重要なことなのです。

では、脳をきちんと働かせ、夢と希望を持って生きるためには、幼いときにどのような環境が必要なのでしょう。

特に最も気をつけなければならないのは、子供のころの母子分離、つまり母親と子供が別れることです。

母子分離は、幼い子供にとって最大のストレスです。

この頃の子供は、五感をフル稼働して母親の心を「読んで」います。

人間の赤ちゃんは未熟な状態で生まれてくるといわれています。確かに動物と違って人間の赤ちゃんはひとりでは立って歩くことも、自分から母親のおっぱいを飲むこともできません。しかし、コミュニケーション能力ということでは、大人とほぼ同じぐらいの能力を持っているといってもいいと私は思っています。

もちろん赤ちゃんは言葉をしゃべれないので、能力のレベルは同じでも、コミュニケーションの方法は違います。赤ちゃんが持っているのは非言語によるコミュニケーション能力、ノンバーバルコミュニケーション能力です。

コミュニケーションというのは、自分の意図や欲求、つまり、自分は何を欲しているかということを相手に伝えることです。そして、赤ちゃんは、言葉を使わない方法で、実は充分にその目的を達しています。赤ちゃんは自分の欲求を母親に伝え、母親もそれをちゃんと理解しているからです。

赤ちゃんは、おっぱいを飲みながら、母親の呼吸を感じ、皮膚の触感や匂いを嗅ぎ、声のトーンから心の状態を感じ取ります。そしてこうしたノンバーバルコミュニケーションが、脳の中でも最も人間らしい脳、共感脳を刺激し発育させていくのです。

つまり、子供が母親に抱かれているということは、ある意味、ノンバーバルコミュニケーションによって、共感脳を発達させる大切な時間だといえるのです。

特別なことはしなくても、母親に抱かれていれば、子供はノンバーバルコミュニケーションの能力を使って、共感脳をどんどん発達させていきます。

でも、その大切な時期に母親が仕事で長時間子供と離れたり、同じ空間にいても子供を抱かずほったらかしにしていると、子供はその能力を発達させることができないまま身体だけ大きくなっていってしまいます。これは、子供にとってはストレスであるとともに、成長したときに大きなハンデとなります。

子供は、一歳前後から言葉をしゃべり出すようになり、五〜六歳ぐらいでほぼ言葉で意思の疎通ができるようになりますが、そうした言語能力を獲得するうえでも、ノンバーバルコミュニケーション能力や情動の表出など、共感脳をそれまでにちゃんと発達させておくことが必要です。

共感脳を充分に発達させるためには、三歳までの子供は母親から引き離してはいけません。そして、できるだけスキンシップを重ねることです。おんぶして抱っこして、優しくトントントントンと触れてあげる。お母さんと子供が接していれば、自然と行われるそうした何気ない仕草が、実は共感脳を育ててくれているのです。

「母子分離」のストレスは母親にも及ぶ

人は、前頭前野を発達させることで「人らしく」成長していきます。

赤ちゃんの頃であれば、特別なことをしなくても、母親と一緒にいるだけで共感脳は発達します。

では、不幸にして母親と引き離されてしまった子供はどうなるのでしょう。

これは、共感脳はいつ頃まで発達可能か、という難しい問題でもあります。

前頭前野の発達は人間固有の特徴なので、なかなか実験で調べることができません。ですから、明確なことは言えませんが、私は、脳の言語機能が完全にできあがる、十歳前後までに発達させることが重要なのではないかと考えています。

それはさまざまなデータから、子供は言語を学びながら、同時に共感脳を発達させていると考えられるからです。

とはいえ、母子分離があったとしても、人は誰かしら人の手によって育てられます。その過程で、母親と同じレベルとはいえなくても、子供はそれなりにノンバーバルコミュニケーション能力を使って共感脳を発達させていきます。

さらに幼稚園や小学校で団体生活をする中で、試行錯誤を繰り返しながら、また新しいことを学び、共感脳を含む前頭前野を発達させていきます。

ですから、どんな育ち方をしたとしても、共感脳の発達がゼロということはありません。

そして、幼児期の発達がゼロでなければ、ある程度の年齢になっても、共感脳の機能を高めていくことは可能だと考えられます。

言語能力も、幼い頃なら何の苦労もなく、生活しているだけで言葉を習得しますが、大人になってから外国語を習得するにはそれなりの苦労が伴います。

でも、苦労はしますが、できないわけではありません。

人間の脳というのは、私たちが考えている以上に、環境によってフレキシブルな変化を絶えず繰り返しているのです。

逆に、運動不足が続いたり、他者とのコミュニケーションを拒絶してしまうと、それまで前頭前野を発達させてきた人でも、機能が衰え、キレやすくなったりうつ病や引きこもりになってしまうこともあります。

子供は母親と一緒にいるのがいい、と男性である私が言うと、男尊女卑の誹《そし》りを受けるかもしれませんが、人間の脳は男と女で明確に違っていることを考えると、やはり男性に適した仕事、女性に向く仕事というのはあると言わざるをえません。

特に子供を産むということは、女性にしかできないことなので、女性は身体にも脳にも、そのための仕組みやシステムがきちんと備わっています。

最近は出産しても、仕事を持っている女性は、少しでも早い現場復帰を目指します。**でも、母子分離が子供にとってストレスであるように、実は母親にとっても母子分離はストレスなのです。**

母と子は三歳ぐらいまでは密着して暮らすことが、互いの脳のためにはいいのです。

育児はとても大変な仕事ですが、その大変さに耐えられるように、母親は子供と触れあうことで癒されるようになっているからです。

これまで日本は、女性が社会に進出できるようさまざまな努力をして、現在の男女平等社会を築いてきました。でもその結果、少子化や、子供の非行、女性の負担増加など、それまでになかった問題も生まれてきています。

そうした問題の根底には、「母子分離」という子供と母親に与えるストレスがあるのではないでしょうか。

私は何も、女性はやはり家で子育てと家事をしているのがいいのだ、と言っているわけではありません。女性が女性にしかできない出産という大仕事をする間、さらに子供の脳の発育にとても重要な三歳ぐらいまでの間は、女性は安心して育児に専念できる。そんな環境づくりに取り組んでいくことが、未来を担う子供たちを健康に育てるために、必要なことなのだということを、知っていただきたたかったのです。

離れる「IT業界」と集まる「介護業界」

ITは、若者に人気の業界です。カッコイイし、職場もきれいなところが多く、給料もそこそこいいからです。でもその一方で、この業界は、離職率の高いことでも有名です。中でもSE（システムエンジニア）の離職率はとても高いと聞きます。

労働時間の長さや分業制による達成感の希薄さなど、いろいろいわれてはいますが、脳科学の視点から見るとIT業界が抱える問題は、二つ考えられます。

一つは、身体を動かさないこと。この業界は、どうしても長時間のデスクワークになりがちなので、太陽の光を浴びる機会のある外回りの営業社員などと比べると、どうしても運動不足になり、セロトニン神経が弱ってしまいます。

そしてもう一つは、実は、これがとても大きな問題なのですが、**「相手が人間ではない」ということ**です。

SEの人などは、一日中ひとりでコンピュータのモニターと向かい合い、コンピュータ言語で仕事をします。社外はもちろん、社内の人間とのコミュニケーションも最近はメールで行われます。こうした環境では、ワーキングメモリーである仕事脳は活発に働きますが、共感脳への刺激はまったくなくなります。

仕事脳はストレスと直結している脳なので、ストレスが溜まりやすく、結果的に心身を壊すことにもつながりやすくなります。IT業界にうつ病の人が多いのも、こうした脳の働きから考えると、とてもよくわかります。

IT業界ほどではありませんが、人ではなくパソコンと向き合って仕事をするというスタイルは、今さまざまな業種に広がっています。

通信や連絡はほとんどがメールで行われ、会議やプレゼンテーションでパワーポイントが使われるというのは、今や常識です。でも、せっかく会議で人が集まっているのに、見ているのはプレゼンをしている人ではなく、投影されたパソコンの画面だというのでは、何のために一か所に集まって仕事をしているのかわかりません。

こうした傾向は、実は医療の現場でも見られます。

今はレントゲンでも何でも、検査結果がすぐにデータ化され、医師はパソコン画面に表示されているそれらのデータをもとに、患者を診察します。しかし、ここでも医師の目に映っているのは、患者の姿ではなく、パソコンの画面です。そのため、患者さんの中には、先生に診てもらったという気がしない、という人も増えているのです。

家庭でも、テレビがついていないと間が持たないという人は少なくありません。一緒に食卓を囲んでいても、誰も互いの顔を見て話していない。目はテレビの画面を追っている。これでは家庭の団らんとはいえません。単に集まることが重要ではないのです。

そうした社会のIT化に対する反動か、最近人気が上がってきている職業があります。**それが、介護の仕事です。**

これだけは、人と人が直接かかわらなければ絶対にできない仕事です。

そんな、介護をしている人に聞くと、「自分の仕事は人のためになる」という実感を持ち、それが意欲につながっていることがとてもよくわかります。

おそらく介護を志す人は、無意識のうちに、「人との直接的なかかわり」を通じて自分が認められることを求めているのでしょう。

そう思っていたところ、先日おもしろいニュースを聞きました。

それは、シリコンバレーで、会議にパソコンを持ち込むことを禁止する会社が増えてきているというものでした。これは、ある会社が試験的に実施したところ、会議の効率が格段に上がったことがきっかけだったといいます。

ＩＴ企業のメッカともいうべきシリコンバレーで、そうした動きが出てきているというのは、とてもおもしろいことだと思います。

やはり、人が意欲を持って生きるためには、人との直接的コミュニケーションは欠くことのできない大切なものだということです。

脳からみた「三つの癒し」

先ほどから私は「癒し」という言葉を使っていますが、これはなかなか定義するのが難しい言葉だと思います。

私たちは普段、病気や傷が治ったとき、または精神的な悩みや苦しみが解消されたとき、さらには、そうした明確な何かがなくても、楽になったり、解放感や心地よさを感じたときに「癒された」と感じます。

「感じている」ということは、言い換えれば「脳が認識している」ということです。

では、そうした癒しが感じられるとき、脳の中では何が起きているのでしょう。

私は、脳には三つのタイプの癒しがあると考えています。

一つ目は、**「大脳皮質全体を休める癒し」**です。

これは最もシンプルかつ、多くの人が日常的に行っている癒しで、具体的に言えば「寝る」ということです。

私たちが起きて活動しているときの脳波は、「β《ベータ》波」といわれるものです。それが眠ると、β波（一四～三〇ヘルツ）→α《アルファ》波（八～一三ヘルツ）→θ《シータ》波（四～七ヘルツ）と徐波化していき、最終的にはδ《デルタ》波（一～三ヘルツ）までいきます。

眠ることで外部からの情報の流入を断ち、大脳皮質全体を休めるということは、別の言い方をすれば、ストレス刺激による大脳皮質の活性を抑制することで、脳に休息をもたらしていることだといえます。

二つ目の癒しは、これとはまったく逆の方法による癒しです。

それは、セロトニン神経を活性化させることによって、**「大脳皮質全体をある特殊な状態にするという癒し」**です。

その特殊な状態というのは、「α2（アルファ・ツー）」と呼ばれる脳波の状態をつくり出すことです。α波は、リラックスした状態のときに現れる脳波として知られていますが、実はα波には「遅いα波」と「速いα波」の二種類があり、その性質は大きく違うのです。

普段リラックスしたときや、眠気に誘われたとき、あるいは目を閉じたときなどに現れるα波は、八〜一〇ヘルツという「遅いα波」です。

ところが、座禅を組んだときや、腹式腹筋呼吸法などによってセロトニン神経を活性化させたとき現れるのは、一〇〜一三ヘルツの「速いα波」です。

そして、この速いα波こそ、癒しをもたらす「α2」なのです。

α2が出ているときに感じるのは、遅いα波のときのようなリラックス感ではなく、「爽快《そうかい》でスッキリとした感覚」です。

実はこの爽快でスッキリとした感覚こそ、セロトニン神経の活性化で得られる、大脳皮質の「クールな覚醒《かくせい》」という状態を表す感覚なのです。

この状態になると、うつ状態の人は、どんよりとした気分が払拭《ふっしょく》され元気が出、イライラしていた人は精神的な安らぎを取り戻します。

特にうつ状態の人は、寝ようとしてもなかなか眠れないことも多く、また、寝ても脳の機能の活性化は少ないので、一つ目の大脳皮質を休めるタイプの癒しでは、あまり癒し効果が望めません。そういう人には、この「大脳皮質を活性化させるタイプの癒し」の方が遥かに高い癒し効果を得られます。

三つ目の癒しは、**「涙による癒し」**です。

涙によって脳内で起きるのは、交感神経から副交感神経へのスイッチングでした。交感神経の緊張から解放されたときに流れる「涙」は、心身に癒しの効果をもたらします。

この癒しで非常に興味深いのは、大脳皮質全体の状態を「休み」の状態にする必要がないことです。涙は共感脳だけを激しく活性化させることで、自律神経のスイッチングを行い、癒しをもたらしているのです。


これらは、どれも脳の中で生じていることはまったく違うのですが、私たちはそれぞれの働きによって違う癒され方をしているのです。

一つ目の「大脳皮質全体を休めることによる癒し」は、脳が休まるのに伴って身体も休まるので、疲労感が払拭される癒しがもたらされます。

二つ目の「大脳皮質全体を特殊な状態にすることで活性化させる癒し」は、頭がクリアになり、元気が出るという癒しがもたらされます。

そして三つ目の「涙による癒し」は、心身のストレスを一気に洗い流し心が軽くなるような癒しがもたらされます。

こうした三つの癒しの特性を上手に活用すると、そのときどきに応じて効果的に心身を癒すことができるので、ぜひ覚えておいていただきたいと思います。

すべては脳でつながっている

「三つの癒し」からわかることは、癒しとは「ストレスの緩和」だということです。

すでにお気づきだと思いますが、二つ目の癒しと三つ目の癒しは、二つの抗ストレス能力のことを指してもいます。

私たち人間には、三つのストレスがありました。

①身体的ストレス
②快が得られなくなるストレス
③自分のしていることが認められないストレス

これら三つのストレスが、前頭前野を構成する「仕事脳」「学習脳」「共感脳」、それぞれと深くかかわっていることはすでに第2章で述べました。

実は先の三つの癒しも、三つのストレス、そして三つの脳の働きと深くかかわっていたのです。それは、それぞれのストレスに最も効果的な癒しの特性を当てはめていくとわかります。

仕事のしすぎや、肉体的な疲労といった身体的ストレスを癒すのに最も適しているのは、大脳皮質全体を休める癒し、つまり「寝る」ことです。

快が得られなくなるストレスは、ドーパミン神経の暴走によって生じるストレスなので、暴走を抑制してくれるセロトニン神経を活性化させる「大脳皮質全体を特殊な状態に活性化させる癒し」、つまりリズム運動などの「セロトニントレーニング」が適しています。

そして、自分のしていることが認められないストレスに対しては、相手への共感を高める癒し、つまり、共感脳を活性化させる「涙による癒し」が最も効果的です。

この事実からわかるのは、人間は大脳皮質を発達させたことによって、三つのストレスを持つようになったけれど、それと同時に、発達させた三つの脳の特性を生かすことで、それらを癒す三つの方法も手に入れていたということです。

身体的ストレスと、それに対する「休息・睡眠」は、動物でも持っているストレスと、その緩和策です。でも、その他の二つのストレスも、それに対応する二つの癒しも、人間ならではのものです。

もちろん、ストレスは「適度な量」であれば、集中力や作業の効率を高めるなど、私たちにとってプラスに働きます。

しかし今の「ストレス社会」と呼ばれる社会の中では、この人間ならではのストレスに負けて、心身を病む人がとても増えているのです。

そしてその原因は、すでに私たちの脳に備わっている二つの癒しを、うまく活用できていないことにあります。

リズム運動によるセロトニン神経の活性と、共感脳を振るわせる号泣。この二つをうまく生活の中に取り入れていくことで、私たちは人間ならではのストレスとうまく寄り添って生きていくことができるのです。

お釈迦さまのたどり着いた「慈悲」の意味とは

我が身を使ってストレスをとことん研究したお釈迦《しやか》さまは、最終的に、人間はストレスには勝てないと悟りました。だからこそ、座禅を組んで、セロトニン神経を活性化させながら、ストレスが消えるのを待つことを説いたのです。

でも、お釈迦さまが説いたのは、それだけではありませんでした。

お釈迦さまはもう一つ、「慈悲」ということを説いています。

「慈悲」という言葉は、サンスクリット語の「マイトリー(maitrii)＝慈」と「カルナ(karuNaa)＝悲」という二つの言葉によって構成されています。

マイトリーは「友情」という意味だとされていますが、私たちが日常的に使っている友情とは少し意味が違います。これは、特定の人に対してではなく、すべての人々に平等に友情を示すことを意味する言葉です。

そしてカルナは、直訳すると「人生の苦に対する呻《うめ》き」です。これがなぜ「悲」と訳されたのかというと、自らの苦しみを知るとき、人は他者の苦を知ることができる。そして、他者と同じ苦を味わうとき、その人の思いは、他者の苦を癒さずにはいられない救済の思いとなって働く、という意味が込められているからなのです。

万人に対する平等な友情、そして同じ苦を味わうことによって生まれる相手を癒す思い。こうした意味を持つ「慈悲」というお釈迦さまの教えが、何を意味しているか、本書を読まれた方にはもうおわかりだと思います。

そう、**お釈迦さまは「慈悲」という言葉で、「共感脳」を活性化させることでもたらされる癒しがあることも説いておられたのです。**

他者に認められないストレスは、とても大きなものです。

この苦しみを乗り越えるとき、ポイントとなるのは、現実を「ありのまま」に見るということです。

ありのままに見るとは、「自分」と「他者」を取り除いて、事実だけを見るということを指します。「自分がしてあげたのに」とか「あの人のためを思って」という思いが切り離されていれば、その判断がどのようなものでもストレスは発生しません。

そうして自分と切り離して見たときに初めて、人は相手の立場や相手の思いに、心から「共感」することができるのだと思います。

本当の共感には「自分」も「他者」も存在しません。ただ、同じ感情を共有した状態、それが共感だからです。

お釈迦さまが言う「特定の人ではなくみんな等しく」、そして「他者と同じ苦しみを味わうとき」というのは、自他を取り払った純粋な共感を意味しているのです。

お釈迦さまは、こうした「共感」にたどり着いたとき、その思いは「人を癒さずにはいられない救済の思いになって働く」と言います。共感脳を激しく振るわせたとき、なぜ心から癒されるかの答えがここにあるように思います。

人を癒すと自分はもっと癒される

「癒し」ということを考えるうえで、とても興味深い実験結果があります。

そのデータが現れたのは、「タッピングタッチ」をしたときの、脳内のセロトニン濃度の増減を調べていたときでした。

タッピングタッチというのは、中川一郎氏が開発して、世間に広めているもので、現在、一緒に研究をしているものです。二人一組になり、一人がもう一人の背中を一秒間に一回程度のテンポで、トントンと軽くタッチするというものです。

私は、タッピングタッチをされた人のセロトニン濃度が上がることを予想していたのですが、結果は、された人も、やった人も、両方のセロトニン濃度が上昇するという意外なものでした。

脳のセロトニン濃度が上昇するということは、セロトニン神経が活性化し「癒されている」ということを意味します。

これは、他者のためにすることが、実は自分をも癒しているということを意味しています。

たとえば、お母さんが赤ちゃんを抱いて、トントンと背中を叩《たた》くとき、赤ちゃんはお母さんのぬくもりに癒されますが、それは同時に、やっているお母さんのほうも癒されているということです。

うつや引きこもりから立ち直るとき、他者とのコミュニケーションが必要なのも、夢や希望を持てなくなった人が、「誰かのために」という視点を持つと頑張れるようになるのも、他者とコミュニケーションをすること自体が、共感脳を刺激してセロトニンの活性化を促し、すでにその人にとって「癒し」になっていたからなのです。

人は、ひとりでは生きていけない社会的な生き物です。

そんな人間にとって、人のために何かすることが、結局は自分を癒すことにつながるというのは、すばらしい福音だと思います。

他人のために何かをするということは、実は、自分を最も幸せにする方法だったのです。人のためにすることは自分のためであり、人を幸せにすることは、自分を幸せにすることなのです。

ですから、幸福感を感じられないとあがいている人たちが、一番簡単に幸せになる方法は、誰かを幸せにしてあげることなのです。

実は、これこそが人間が発達させた「共感脳」の真価なのです。

共感脳は、私たちが悲しんでいる人を見ると悲しみに共感し、苦しんでいる人を見ると、苦しみに共感します。同様に、幸せな人を見ると、共感脳はその幸せに共感し、自分自身を幸せに導いてくれるのです。

私は、これは人間が持っている、最もすばらしい能力だと思っています。

昔から「情けは人のためならず」といいますが、それは単に教訓的な意味ではなく、本当に私たちの脳がそういう仕組みになっていたのです。

人と触れあい、その人を幸せにすることで自分も幸せになる。それが、人間が発達させてきた「脳」が選んだ幸せのかたちだったのです。

なぜ、社会のために働かなければいけないのか。

なぜ、人に優しくしなければいけないのか。

なぜ、人と直接触れあうことが大切なのか。

現代人が見失ったそうした問いの答えは、すべて、私たちの脳の仕組みの中にありました。

現代社会が抱える問題の多くは、人と人との直接的なコミュニケーションが失われたことから発していますが、「脳ストレス」も原因はまったく同じです。

核家族化、母子分離、テレビによる子守、コンピュータ漬けの仕事、ネット社会、原因は一つではありませんが、そのすべてに共通しているのが、人との直接的なコミュニケーションの欠如です。

触れあいや、互いに面と向かって行われる会話では、共感脳を刺激するノンバーバルコミュニケーションがふんだんに用いられます。人は、そうして共感脳を働かせることで、人を癒しながら自分も癒し、よりよい人間関係を築き上げるのです。そして、そうしたよりよい人間関係が広がっていけば、ストレスに悩むことはなくなり、おのずとよりよい社会がつくられていきます。

セロトニン神経を鍛えること、そして、共感脳を活性化すること、この二つは、抗ストレス能力であるとともに、人間が、そして社会全体が幸せに生きていくための大切なツールだったということです。

ぜひみなさんも、セロトニン神経と共感脳をフル活用して、身体的ストレスや脳ストレスとうまく向き合った、幸せな人生を歩んでください。

あとがき

今、多くの人が「脳ストレス」によって心を病んでいます。

本書で提案した「セロトニントレーニング」と「涙」は、そうした病んだ心を回復させるための、いわば心のリハビリテーションです。

うつ病は、今や「心の風邪」といわれるほど、身近な病になってしまいました。

本書を読んでくださった方の中にも、うつ病で苦しんでいる人、または身近な人がうつ病になり悩んでいる方もおられることでしょう。

そうした方に知っていただきたいのは、自分の心と身体の健康を守ることができるのは、自分の努力だけだということです。

多くの人は、病気になれば病院へ行き、医者の診察を受け、処方された薬を飲むのが最もよい治療法だと思っています。

でも、医者の端くれである私が言うのも何ですが、医者が処方する薬に頼るより、私たちの身体は、もっと安全でもっと効果の高い「秘薬」をつくる能力を持っているのですから、それをつくる能力を引き出してやることの方が大切なのです。

手足が麻痺《まひ》してしまった人がリハビリをするとき、最初は無理をせず、本当に小さなことから始めます。

心も同じです。

心が弱ってしまった人に元気を出せと言っても、それは無理な注文です。

最初は本当に些細《ささい》なことからでいいのです。ストレスには勝てないと理解するだけでもかまいません。次に、「心のストレス」を「脳ストレス」と置き換え、その原因と対処法を知ること。そしてその翌朝、太陽の光を浴びる。それだけでもまったく違います。

ただし、どんなに小さくてもいいので、その一歩は自分で歩んでください。

もしあなたが当事者でないなら、本人が努力できるように見守ってあげてください。身体のリハビリもそうですが、弱ってしまった機能を復活させるには、苦しくても自分で努力するしかありません。

心のリハビリも、医者や周りの人に頼るのではなく、自分でやらなければ効果はありません。

でも、小さな一歩でも、自分の足で歩み続ければ、必ず再び元気に走れるようになります。

規則正しい生活、バランスのとれた食事、呼吸法やジョギングなどのリズム運動、これらを毎日続けるのは、やはりストレスです。

でも、そうした「適度なストレス」を、自分でコントロールしながら自分に課していくと、脳は活性化し、その人の持つ能力を引き出し、さらには健康維持に必要な「秘薬」セロトニンも出してくれます。

つまり、ストレスをもってストレスに対抗する、ということです。

もちろん、セロトニン神経を鍛えるだけでは対抗しきれないほど、ストレスが大きくなることもあります。

そのときは、思いっきり泣いて、ストレスを洗い流してしまいましょう。

人生にはいろいろなことが起きます。

楽しいこともあれば、つらいこともあります。

よりよく生きるということは、決してその幸せな部分だけを選ぶ生き方をすることではありません。楽しいことも苦しいことも、人生で起きることをすべて味わい尽くす生き方をすることだと私は思っています。

疲れたら、身体を休めればいい。

つらいときは泣いてしまえばいい。

そして、休んだらまた自分の足で歩き出す。

それが、ストレスと寄り添いながら生きていく、ということなのだと私は思います。

本書が、あなたが人生を味わい尽くす一助となることを心より願っています。

二〇〇八年　秋　　　　有田秀穂

文庫版あとがき

　この本は、二〇〇八年に出版された単行本を、文庫化したものです。発売して約一年が経過したころ、テレビ局のディレクターがこの本を携えて私の研究室に来て、本書の内容を一時間のテレビ番組として制作したい、という提案を受けました。それは二〇一〇年三月に「エチカの鏡」で、番組タイトル「ストレス解消・脳セロトニン・感動の涙・有田秀穂」として放映されました。驚いたことに、放映直後から本書が爆発的に売れはじめ、二十万部を超えるベストセラーになりました。

　そもそも本書の内容は、現代社会に蔓延《まんえん》しているうつ病（現代型うつ）がなぜ発生し、どうしたら改善できるかを、脳科学の立場から解説したものです。うつ病は脳内物質セロトニンが不足すると起こります。脳内セロトニンは、脳ストレスが溜《た》まると減少し、逆に、身体を動かし、太陽の光を浴びることによって増加する性質を備えています。

一方現代は、故スティーブ・ジョブズ氏によってパソコンが一般化し、机の前に座っていて何でもできるという、ある意味大変に贅沢《ぜいたく》な生活環境が実現されました。その恩恵にドップリと浸ってパソコン漬けの生活を続けていれば、やがて脳内セロトニンが欠乏し、うつ病が発症するのは明白です。すなわち、「現代型うつ」は生活習慣病の一つなのです。

私は若い研究者と一緒に、脳内セロトニンに関する医学研究を長年行ってきました。その結果、ウォーキング、ジョギング、座禅、ヨガ、フラダンス、歌唱、ガムかみなどが、脳内セロトニンを増やすことを証明してきました。そのエビデンスをもとにつくられたのが本書です。

私たちの研究はマスコミでよく取り上げられますが、時折、理解しがたい出来事にも遭遇しました。あるときＮＨＫテレビ「ためしてガッテン」から企画が持ち込まれました。「現代型うつ」に運動やお日さまが効果的であるという趣旨で、番組制作が進んでいたのですが、突然明確な理由も告げられず中断されてしまいました。後日、放映された番組では、精神科医が「うつ病治療には薬以外には効果がありません」と言い切り、それを見た私の仲間が憤慨しておりました。私たちの主張を批判する人たちがいることは、十分に知っていましたが、時代遅れの批判には唖然《あぜん》としてしまいました。私たちの研究は、サイエンスの一流誌に着実に掲載されてきていますから、数年もすると、そのような批判がなくなるだろうと思っています。実際、昨年末のＮＨＫ「クローズアップ現代」では、薬の効かない「現代型うつ」が特集され、一年前とは正反対の内容が放映されていました。時代が変われば新しい病気が生まれ、それに対する治療法はさまざまな立場から議論されます。そのため、戸惑う方もいるでしょう。しかし、時代は必ず正しい治療法を選びます。

単行本出版から約四年が経過したわけですが、その間の大きな変化としては、私が主張してきた「現代型うつ」への見解が次第に理解されつつあることです。また、精神科領域の集まりでも招待されて講演する機会が増えてきました。さらに、本書が中国語に翻訳されて香港の出版社から発売されるようにもなりました。

昔から「切れる刃物ほど、注意して扱わないとケガをする」といわれています。パソコンという現代の優れた道具を人間が自在に使いこなせるようになるためには、「心のケガ」に十分に配慮しなければならない、ということを学びとっていただきたいと思います。

最後に、本書の企画と編集を担当してくれました綿谷翔氏に厚くお礼申し上げます。

二〇一二年　冬

有田秀穂

単行本　二〇〇八年一二月　サンマーク出版刊

サンマーク文庫

脳からストレスを消す技術

2012年2月20日　初版発行
2022年10月10日　第6刷発行

著者　有田秀穂
発行人　植木宣隆
発行所　株式会社サンマーク出版
東京都新宿区高田馬場2-16-11
電話 03-5272-3166

フォーマットデザイン　重原 隆
本文DTP　J-ART
編集　綿谷 翔(サンマーク出版)
印刷・製本　中央精版印刷株式会社

落丁・乱丁本はお取り替えいたします。
定価はカバーに表示してあります。

ISBN978-4-7631-6009-6 C0130

ホームページ　http://www.sunmark.co.jp